医共体政策适应性变迁的社会学研究

——以我国西部东县为例

焦思琪　著

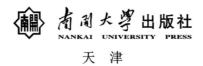

南开大学出版社
NANKAI UNIVERSITY PRESS

天　津

图书在版编目(CIP)数据

医共体政策适应性变迁的社会学研究：以我国西部东县为例 / 焦思琪著. —天津：南开大学出版社，2025.3
ISBN 978-7-310-06555-4

Ⅰ. ①医… Ⅱ. ①焦… Ⅲ. ①县－医疗卫生服务－社会学－研究－中国 Ⅳ. ①R199.2

中国国家版本馆 CIP 数据核字(2024)第 002000 号

版权所有　侵权必究

医共体政策适应性变迁的社会学研究
YIGONGTI ZHENGCE SHIYINGXING BIANQIAN DE SHEHUIXUE YANJIU

南开大学出版社出版发行
出版人：刘文华
地址：天津市南开区卫津路 94 号　邮政编码：300071
营销部电话：(022)23508339　营销部传真：(022)23508542
https://nkup.nankai.edu.cn

天津泰宇印务有限公司印刷　全国各地新华书店经销
2025 年 3 月第 1 版　2025 年 3 月第 1 次印刷
240×170 毫米　16 开本　12.75 印张　2 插页　196 千字
定价：64.00 元

如遇图书印装质量问题，请与本社营销部联系调换，电话：(022)23508339

前　言

笔者先后对东县 41 家多层级医疗机构进行走访，深入访谈 98 名相关对象，从三类主体的行为策略面向出发，对政策设定和政策执行过程进行结构性与主体性面向的细致观察。本书引入社会学中主体性这个重要概念，对医共体建设中的多元主体的身份、角色、利益和能力等进行了深入的分析，关注负责医共体治理的县级政府、农村医疗服务供给的医共体成员单位（农村三级医疗机构和医生群体），以及作为医疗服务接收者的农民群体的政策执行行为。研究发现在医共体这个组织场域中主体之间互动对医共体政策的执行发挥着不可忽视的影响。

从作为治理主体的县级政府来看，他们首先会结合东县实际对医共体政策进行一个体系化、具体化的创新和构建，再通过督查治理的方式对多元主体执行情况进行全过程控制，以保证政策执行顺利进行。受"结构性"要素的影响，其治理行为表现为围绕既定规则的惯例化行动，呈现出路径依赖式治理模式。然而，这种较为固定化的治理方式在面对复杂、动态的社会现实时，难以完全实现目标与任务。因此，在制度压力与政绩激励下，政策企业家团队或相关管理人员，也会利用其掌握的行政权力和主体能力，主动地对政策设定行为进行"创造"和"变通"。

从医生职业群体角度来看，他们首先表现为对制度的"依赖"，接受着来自统一行业制度和医共体政策的支持，在医共体政策执行初期表现出积极参与的态度。但随着政策执行进程的推进，政府从医疗服务体系、医保制度改革，以及基本医药制度等方面对医共体内的服务供给与管理进行限制，影响了医生群体的利益获得。面临这些结构性困境，医生群体会利用其职业主动性做出有利于弥补自身主体利益的"反击"行为。如此行为的后果是在医疗服务供给中纳入更多的逐利手段，加大了农民的负担；在医共体建设中以"形式化参与"和"漠然退场"的方式消极应对，造成了资源的浪费和执行成本的增加。

从医疗服务接收者的农民群体来看，他们常在医改政策执行研究领域中被忽略，但是对其就医行为的分析有助于反观地方政府与医生群体的政策执行行为价值。通过调查发现，一方面，农民群体会"顺从"医共体政策的制度安排，享受改革红利；另一方面，在其健康利益受损、经济负担加重时，他们不是被动地陷入医疗需求难以满足的困境，而是利用自己的就医选择权"另谋"新的求诊路径。

本书的主要研究结论是：通过对三类主体执行行为的观察，我们看到任何一方的执行主体，都具有双向支配的行为逻辑，比如县级政府在医共体治理中表现出"路径依赖"与"能动"的治理策略，医生群体在履行医共体政策时呈现出既"依赖"又"自主"的行为倾向，农民群体则采取"顺从"与"另谋"两种就医选择策略。一个清晰的基于"结构性"与"主体性"的互动关系在各主体执行行为中显现。在这个过程中，医共体执行出现了多主体互动的适应性变迁，产生了与政策设定相区别的执行行为。本书发现，在政策设定中，决策者也看到了执行主体可能会出现的利益争夺行为，但是却偏于注重结构的改革，比如从制度设计或组织结构调整等方面入手，以此来解决主体间利益分配和偏好问题。这样的安排在医共体起步阶段发挥了重要作用，但从可持续发展上来讲，关于执行的利益平衡问题难以解决。因此，医共体政策执行的根本在于实现结构性与主体性互动的动态平衡。本书认为医共体政策的执行需要重视主体性力量的作用和价值，建立各方主体透明、公平的博弈机制，形成政府—市场—社会共同参与的混合医改治理模式，还要重视社会文化逻辑对主体间利益平衡作用的发挥，营造有利于结构性与主体性要素平衡互动的环境，构建各主体间"共生相关"合作关系。

由于个人研究能力和水平有限，加上实地调研和研究中的一些制约，本书存在不足之处在所难免，诚恳地希望各位专家、学者，相关领域的工作人员和读者不吝赐教，批评指正。

目　录

第一章 导论

第一节 研究背景

18世纪中期以后,欧洲频发的饥荒和战争导致人口健康问题日益凸显,欧洲国家开始通过对医学的控制来实现对个体健康和国家的治理(陈雪飞,2021)。在我国,直至近代以后,原本由个体或家庭对身体健康管理的职责才逐渐转移至国家之手(杨念群,2013)。随着国家干预力度不断加强,甚至从公共空间渗透进了家庭私人空间,医学作为国家控制的手段渗透到每一寸社会肌理。

新中国成立后,我国政府提出了卫生工作的四大方针,积极参与民众疾病与健康的管理工作,民众的健康水平得到了前所未有的提高。之后,国家多次推进医疗卫生体制的改革以解决居民的就医难题,尤其是2009年开启的新型医疗体制改革,针对基层医疗卫生改革上做了很多的尝试和努力,但至今医疗问题一直为人们所诟病。从居民个人实际情况看,新医改在"十二五"期间的医改目标可能并未实现(房莉杰,2016),长期以投入为中心的医疗政策并没有有效带动基层医疗服务能力的提升(蒋春灵等,2018),也没有降低患者的经济负担(朱恒鹏等,2014),居民医疗支出仍旧很高等(方敏等,2017)。这在农村地区尤为明显。

在农村医疗领域,国家长期以投入为中心的医疗政策并没有有效带动基层医疗服务能力的提升(蒋春玲等,2018),其政策效应更是远低于城镇地区(孙广亚等,2021),农村医疗卫生不公正问题凸显:如不同类型、不同级别卫生服务机构间协同性差(顾雪非等,2018;王韬等,2012)、双向转诊功能弱化、卫生服务体系碎片化(朱恒鹏、林绮晴,2015);卫生资源配置严重失衡，医疗资源上下流动停滞；基层医疗机构存在着普遍的"缺医""缺药"情况等（刘金伟，2006；韩俊江、王胜子，2015；李春南，2017）。因病致贫、因病返贫的现象也常常发生。

因此，在"强基层"的战略方向和国际整合医疗模式的兴起下，县域医共体作为纵向整合农村医疗卫生资源、改善农村医疗服务供给的改革方案应运而生。从 2016 年始，国家陆续出台一系列政策，支持全国各地组建县域医疗共同体，充分利用县域内有限的医疗资源，建立县镇村一体化的医疗卫生服务体系。有研究者认为，该政策有助于解决医疗资源下沉、改变稳固不变的农村医疗资源格局、提升医疗服务能力、降低农民医疗经济支出成本，破解医疗供给侧结构性错位的难题；可以提高医疗资源的可及性、公平性及利用率，实现医疗服务的连续、整合与协同性，形成有序的分级诊疗格局（郑大喜，2011；迟沫涵等，2014；马特·施密特，2017；李伯阳等，2012；郁建兴等，2020）。那么，作为备受关注的医共体政策，是否能带来农村医疗逐渐优化的事实呢？能否实现如研究者期待的目标？

在以往的研究中，政策的形成过程一直是国外研究者关注的中心问题，政策的正式制定被认为利益团体的终结，其执行并不会引发太多困境（豪利特等，2006）。这种观点影响了一大批研究者的研究范式，在医疗卫生领域表现尤为明显。有研究者提出由于政策本身的缺陷导致政策难以有效执行，如医共体政策目标模糊绩效考核标准不合理、内容复杂混乱、政策缺乏历史性调查等（宁国良，2000），医药卫生体制改革的绩效指标设定上出现的偏差等（彭宅文等，2018）。而关于医共体方面，也有大量的文献从政策文本层面讨论医共体制度的完善与修正，包括医共体改革方式和经验总结：医保支付方式的改革、多元主体参与的激励相容机制、财政制度改革，改革成效评估、资源整合方式等（徐烨云等，2020；顾昕，2019）。这的确是很重要的一方面，但在中国，政策的制定往往只是博弈的开始，执行才是真正的难点所在（陈家建等，2013）。很多政策在地方社会会产生不同的政策效果。一方面可能会出现执行时的"走样"、"偏离"、"执行多样化"与"象征性执行"等，另一方面可能会如地方政府所期待的那样，通过政策执行带来政策创新的地方实践范式，形成具有创新特征的试点经验，进而通过政治扩散影响到其他地域甚至全国的现象，这是国家和地方政府最期待看到的结果。因此，关于医改的地方创新范式也成为极其博眼球的改革。比如医改中的三明医改、阜南样板、安徽模式、德清经验等多个地方经验受到国家政府和大批研究者的关注。由此可见，政策执行有时比政策的制定发挥着更重要的实践价值和意义。但大部分的研究多集中在探索政策制定的亮点，缺乏对行为逻辑的剖析。然而，政策执行的机制至关重要。

第二节 问题的提出

对于县域医共体，随着国家指导性政策的出台，国家通过采取地方政策试验的方式对这一医疗发展模式进行探索，至 2019 年，确定了 567 个紧密型县域医共体建设的试点县。政策试验作为国家治理活动中一种持续性、常态化基层举措，涉及政策执行与政策调适的过程。中国的治理机制也表现出通过允许地方变异来加强政策适应性是推动卫生政策实施的关键逻辑。

有研究者提出，大量经验证据表明中国农村卫生改革中实验主义的局限性，较贫穷的省份已经形成了一种不利于实验性政策制定的治理方式，而行政系统中的激励结构也阻碍了有效的农村卫生改革（科里·拉提干，2015）。这种观点似乎也与我们日常实践的常规认识所契合。然而，笔者在实践调研中却发现了一个"意外的惊喜"：2019 年，在一个国家医改评估项目的调研契机下，笔者来到我国西部欠发达地区的东县，发现经济发展欠佳的东县医共体试点在全省乃至全国被视为改革典范。引发笔者思考的是，为什么在一个弱资源、弱能力的欠发达县域能够突破各种限制，在被称为"世界性难题"的医改领域做出成就呢？县域医共体改革，不仅是县级政府参与治理的变革，也是包含医疗机构、医生群体与服务群众的共同参与，涉及多元主体间的利益平衡与博弈，其政策执行过程是一个动态的、连续的发展过程。那么，东县政府是如何进行医共体治理的呢？在医共体政策执行过程中是如何协调多元主体不同利益与冲突呢？医共体执行行为的背后逻辑又是什么呢？

本书认为，在政策执行的互动过程中，因原有利益格局的打破与调整，不同参与主体会对医共体行动策略的实施与执行表现出不同程度的支持与反抗。但随着执行进程的推进，各主体参与医共体执行的动力基础也发生变化，随之而来是他们在执行中做出相关适应性调整策略，引发了不同于医共体政策设定的适应性变迁行为，而这种行为决定着政策执行的成效。

本书中的"适应性变迁"是基于参与主体的利益与需求下的适应性调整行为的变迁。本书认为，人们的思想与行动并不是稳固不变的，随着政策执行进程的推进，各参与主体的感受、体验与实践也在不断发生变化，而这也影响了他们政策执行的行动机制。因此，本书以主体的体验与实践为基础，对各主体参与医共体执行过程进行审视来探讨影响执行主体发生变迁行为的机制是什么，进而针对农村医改政策的执行情况提出一些见解和看法。基于此，笔者选择东县作为田野研究点来深入考察中国县域的政策执行机制和农村社会的医疗实践现实。

第三节　文献回顾

从组织社会学的视角来看，医共体政策执行行为，不仅是一种政府组织的治理与参与行为，也是作为正式组织的医疗机构进行新型医疗服务生产与供给的行为。在本节的文献回顾中，笔者从新制度主义的组织理论到一般的地方政府治理，再到具体的政策执行，从宏观到具体逐渐对这三方面的文献进行梳理，为我们观察和分析医共体政策执行提供研究基础。

一、制度与组织：社会学中的新制度主义

在组织理论中，在对制度与组织行为的分析层面，新制度主义是学术研究的热点。

（一）新制度主义的理论基础

1. 认知理论

西蒙关于组织决策制度过程的研究在社会学领域中引发了认知革命（斯科特，2010）。赫伯特·西蒙（1998）提出"管理就是决策"的观念。他认为，完全理性与最优化原则在具体决策过程中是很难实现的，决策者

的决策基础是介于完全理性与非理性间的"有限理性"，并在一定程度上受到个人认知限制及主观判断的影响，产生的有限度的理性决策。决策者往往基于"满意规则"而不是"最优化规则"进行决策的行为已经得到了研究者们的认可。尤其在决策情境较为复杂的情况下，人们更加依靠稳定的规则行事，引发可以预测的执行行为（罗纳德·黑纳，1983）。在有限理性的影响下，社会学研究者开始将注意力转移至环境因素对个人认知的影响。

2. 新文化理论

新文化理论的引用拓展了组织社会学的制度与组织的分析。在这之前的研究者们虽然将文化与行为的关系进行了联系，但是却认为社会结构优先于文化系统。首先，新文化理论强调的是文化系统对个人或组织行为的独立性影响（斯科特，2010）。其次，共享知识与信仰系统对主体行为影响作用被强调（郭毅等，2007）。再次，研究者们对文化符号性功能转向的研究，克利夫德·戈兹（Clifford Geertz）明确人类身处于文化之中，而这种文化是由社会确立的意义结构所组成的，也意识到了文化符号所蕴含的情感性价值对个体或组织行为的塑造。最后，安·斯威德勒（Ann Swidler）文化不仅对行为的引导具有稳定和制约的作用，文化同样会导致行动模式的变迁。

3. 常人方法论

常人方法论是指导具体社会范围内人们行动的一系列常识。社会学研究者关注行动者在工作实践情景中的行为及其意义，指出行动者的行为不仅受制度与规则影响，也受相同情境与行动策略的影响。大卫·斯维尔曼（David Silverman，1971）在批判主流组织模型过于关注稳定、秩序和系统的行为模式时，将视野转向了个体或组织的行为，与在社会互动中不断被建构与重构的意义系统和过程，提出了组织的"行动"理论，在后续的相关研究中产生了重要影响。

（二）组织社会学中的新制度主义

周雪光的《组织社会学十讲》中提出，组织社会学的新制度主义起源于约翰·迈耶（John Meyer）的教育社会学研究。约翰·迈耶认为组织生存的前提是建立在适应环境的基础上，因此，对组织行为选择的认识必须要从组织环境出发。并且，存在两种不同的环境，即制度环境与技术环境。技术环境是组织以效率原则为准进行生产，而制度环境强调组织的行为必须要符合"合法化"机制。但在具体实践中，这两个要求往往相互矛盾：组织在多重压力下的行为，在追求技术环境的适应中容易导致对制度环境要求的排斥与忽视，而在追求制度环境的适应中又未必会产生有效率的行为。在这种具有冲突性的要求中，约翰·迈耶指出组织适应制度环境的产物是正式的结构，而组织行为的实际运作机制则是非正式的行为规范（周雪光，2003；约翰·迈耶，1977）。道格拉斯（Douglas, 2013）在此基础上深入讨论了制度得以稳定存在的合法性基础，她认为制度通过"合法性机制"赋予了个体或组织的身份，塑造着个体或组织思维活动，影响其行为决策。

另外比较有影响的组织研究是保罗·迪玛奇奥（Paul DiMaggio）和沃特·鲍威尔（Walter Powell）关于组织趋同的研究。他们提出组织行为之所以呈现为趋同性状态，主要是由组织所面临的制度化环境所导致，三个机制影响了组织相似行为的产生：一是强迫性机制，即来自政府或行业的制度与规范对组织行为遵从性的影响；二是模仿机制，在不确定的环境条件下，组织会对成功组织行为的做法进行模仿；三是社会规范机制，即共同的价值、观念与思想对组织行为的影响。如果说先前研究者多强调宏观的制度环境对组织行为的影响，而保罗·迪玛奇奥和沃特·鲍威尔的突破性就在于，他们从具体的、可操作的组织场域层次对组织行为进行了讨论，提出了具体化的分析方式，推动了新制度主义的实证研究。

在近十多年的研究中，关于"组织行为的趋同性"或"制度的稳定效应"的研究重点已经发生变化，"制度变革"逐渐被研究者重视。比如，组织在面临制度压力时会产生不同的行为策略。其中，克里斯汀·奥利弗（Christine Oliver, 1991）提出了组织的五种应对策略，即完全接受制度压力的"顺从"、在压力与自身条件下折中的"妥协"、对制度压力进行隐匿的"避免"，反抗制度压力的"挑战"以及有目的、有计划的对环境进行的"操控"。这种"从下而上"的执行行为影响着原本的制度发生变革，刺激制度结构发生变迁（斯科特，2010）。

综上所述，新制度主义将制度环境融入组织结构和行为中进行了联合分析，任何一个组织都是在环境的适应中得以生存。与重视效率和组织内部分析的理性选择框架相比，新制度主义将解释机制扩展至组织外的环境因素。通过对制度与组织关系的梳理，我们可以看到关于组织行为的几个基本事实：一是组织内部要素来看，组织结构的形式与行为特点、决策者的有限理性与知识、信仰系统以及主体的认知限制等影响着相关主体或组织的系列行为；二是从组织外部要素来看，制度环境、技术环境与社会文化环境等同样对主体或组织的行为造成影响，尤其体现在趋同性行为层面；三是在研究重点的发展与转向层面，逐渐表现为从"制度的稳定效应"到"行为变迁效应"，不仅有"自上而下"的制度制约与组织行为的趋同性，也有"自下而上"的组织行为影响制度结构的变迁；四是关于制度与组织的社会学分析框架中，组织场域作为一个具有可操作的实证分析框架被加以运用。

（三）政策执行特点与研究脉络

1. 政策执行的适应性变迁

捷安多米尼克·马琼和阿隆·维尔达夫斯基（Giandomenico Majone & Aaron Wildavsky，1995）曾提出政策执行是一种演化的观点，即"当政策不断地被执行行为改变时，也改变着资源和目标……当我们开始执行一项政策时，我们就参与了对它的改变"。我国的研究者也相继提出政策执行行为在不同地方社会情境发生变迁的必然性。首先，从政策的制定环节到最终的执行过程，地方社会的差异性及社会、制度结构的复杂性，导致政策产生了不同程度地、与地方社会相适应的变革（徐湘林，2010）；其次，由于不同执行主体间存在着一定的层级距离，这个距离给与政策目标传递和政策执行发生扭曲、偏差的机会（贺东航、孔繁斌，2011）；再次，政策涉及不同主体间的利益调整与资源再分配，由此导致政策执行需要结合具体情况和实际应对能力进行因地、因时、因势，甚至因人的执行差异。研究者用政策变通的表达来表示灵活地、因地制宜地执行政策行为（制度与结构变迁研究课题组，1997；庄垂生，2000）[①]。从这个层面来讲，在政策执行中基于不同主体的适应性变迁行为是中性的，可能是基于地方社会合理

---

① 政策变通被认为是在政策执行过程中，在未经政策制定者的允许下，自行变更政策内容并推动执行的一种策略行为。

性的变迁行为，也可能是缺乏理性、违背政策意愿或政策设定的变迁行为。

然而，政策执行所具有的自主性与灵活性特征并不是参与主体随心所欲的决策与执行，需要在符合制度规范和组织管理规范的限定范围内行事。并且在层级性的执行组织中，来自上级的控制，以及下级对上级命令的服从与贯彻，对政策的强制性推动与执行具有重要作用。这在政府权威性与政治命令中均有体现。

2. 一个"结构性—主体性"的研究脉络

在对新制度主义进行回顾时，我们看到一个关于"结构性"与"主体性"研究脉络逐渐呈现。当组织外的环境因素或制度环境被纳入组织行为的分析时，包括宏观层面的制度与社会文化环境，以及中观层面的组织结构与技术环境等要素（周雪光，2003），被研究者更多地给予了关注，其作为"结构性"要素尤其在组织趋同性行为中发挥作用。虽然决策者的有限理性、信仰系统以及决策能力等个体的微观行动基础被提及，但是大部分研究的前提仍是将个体是制度或组织的载体，是缺乏主观能动性的，依据规则和规范形式的行动者，对组织或主体微观行动层次的讨论较为欠缺。

然而，当我们将新制度主义对组织行为的分析纳入医共体政策执行中时，我们能看到相似的现象：一方面，大部分组织决策行为[①]是基于规章制度的决策，即表现为受稳定规章制度、已有规范、惯习和稳定标准影响的循规行为，尤其是正式科层组织所具有的稳定性特征，让组织的行为更加可预测（周雪光，2010）。另一方面，参与政策执行的主体除了参与组织决策、发挥治理作用的地方政府外，还有其他相关主体的参与，不同组织或主体的行为是基于各自利益的考虑而进行的一种博弈关系（丁煌，2004），不同相关主体所具有的资源与信息，以及运用资源的能力等，推动了政策执行的走向和组织行为变迁效应。在这个过程中，主体性要素同结构性要

---

① 这里需要对一个组织决策与组织执行的关系问题进行解释：在组织学研究中，执行过程本身就是决策过程的延续（周雪光，2003）。来自上级政府下达的基本政策往往是一个比较大的目标、框架和原则规定，因此存在着在政策执行过程中结合地方环境和条件等对具体的、现实的实施方案与内容进行再决策的过程。并且政策执行者某种程度上也参与了决策过程并根据政策执行的反馈与经验进行新的调整（戴伊，2004）。也就是说，当国家推动的"医共体"政策在地方社会的执行时，其本身对于地方政府来说也是一个决策过程，而地方政府的再决策过程也是医改治理过程。

素共同推进了政策执行行为的适应性变革。

在此，新制度主义为本书探索医共体政策执行的变迁行为提供了学理支持。由于医共体政策涉及多方主体或组织的参与，当大的政策框架在地方社会执行时，既是地方政府治理的过程，又是其他相关主体进行政策执行的过程。因此，在下文中，笔者将从医共体相关主体出发，分别对地方政府的治理行为与其他主体的医改政策执行行为的研究进行回顾。

二、地方政府治理

如上文所述，当国家推动的"医共体"政策在地方社会执行时，其本身对于地方政府来说也是一个决策过程，地方政府的再决策过程也是医改的治理过程。而医共体政策能否有效执行，地方政府的治理机制是关键（石绍成等，2020）。

关于地方政府政策变迁行为研究，以往研究者多从结构角度来解释地方政府在政策执行与政策设计初衷的偏差行为。其中，政府组织与体制机制、权力与利益范式的讨论居多。

其一，体现在政府的权威组织机构与政治权力的运作规则。中国分散式医改治理现状是国内外研究者普遍重视的问题，很多研究者认为医改改革进程与中国现存的体制机制有关。中国的政治治理结构是具有等级性的条块关系，较多地强调专业分工、上下级的刚性命令与服从。而在政策执行中，条块分割的组织结构容易在部门间造成合作困境，比如在纵向的条条问题上可能会有"失真"执行的问题，而在横向的块块上由于信息不畅通等导致"孤岛现象"（贺东航等，2011）。在更为复杂的医改领域，国际学者指出，中国医改涉及的部门众多，多层级的分散治理导致在组织决策和协调能力上产生障碍，缺乏统一的制度安排来促进各部和各局之间的横向协调，而在纵向协调上，黄延中认为因官员绩效评估体系缺少针对上下级政府之间的联动，医疗问题涉及的政府部门众多，没能很好地调动地方官员参与积极性。比如，就有研究者通过对我国信誉良好的组织评定的379家医院的样本进行校准，发现医疗资源的不均匀分配与城市的行政级别和权力密切相关，"条"和"块"的分散治理和不协调深深扎根于中国的中央计划体系，影响了医疗资源的当代分布和绩效。这个观点在国内学者中达成了认同（嵇怡，2017）。国家政府也意识到了这样的体制弊端，通过采取多种方式去调和矛盾。一种方法是改善协调机制，各种短期专项工作的领导小组成立，以达到快速实现政策动员和任务完成。比如在医疗政策执行时，从国家部门到地方政府都会形成关于某项行动的领导小组，在医共体方面就是县域医共体发展领导小组；另一种是从工作方法上改进，为了在僵化的管理体制下实现全面的社会动员，目标责任制作为一种实践性的制度体系形成了一张制度网络，有效地推动了政策执行。这种责任制在医改治理中也被广泛使用。但是，正如王汉生所指出的一样，目标责任制的行政方式表现出行政目标短期化的特点，并且上下级之间的"平等化"关系容易消解权威体系内核，不利于政府的治理能力和实现有效执行的长期发展（王汉生等，2009）。

其二，在关于政策执行过程中的官员激励与控制方面，最经典的阐述包括周黎安（2014）提出的"行政发包制"，即政府部门的上下级之间存在发包关系，具体的经济、行政事务通过中央、省、市、县和乡镇各级政府的顺序进行层层发包、分配。与科层制相比，它的整合性与一体化协调程度较低，但是激励程度较高。此外，另一个自上而下的政治激励方式包括周黎安所述的"晋升锦标赛"，即处于晋升竞争状态中的地方政府官员，更有动力通过各种方式和手段来提高政治业绩。然而在民生工程的发展事项中，短期的投入很难得到很好的效果，有时间限制的官员任期制使得即使存在激励，也很难调动起地方官员对民生项目，尤其是医疗项目的优先选择和重点发展。针对这样的困境，学者们总结出了地方社会应对中具有中国特色的治理方式——运动性治理，即在特定时期下，由主导部门就特定工作任务和目标自上而下地实行联合动员（冯仕政，2011；周雪光，2012）。运动性治理在短期的任务完成方面是很有效的运行机制，但我国医改的进程，也并没有解决在医疗卫生方面存在的资源分配不均衡的区域差异，在整体医疗秩序、规则不改变的情况下，仅靠政治运动式的治理方式来解决难以推进的改革问题，不仅不治标，也不治本，可持续的发展问题也难以解决。此外，行政部门对医疗机构过多的干预，它们就会在对民众需求的反应性上有所缺失。也有学者将这种来自控制与"压力型体制"（吴少微等，2017），过多的政府控制与行政压力导致政策在执行中走样。

其三，社会文化逻辑对政策执行的影响。受中国社会文化、乡土社会的秩序、规则和惯习的影响。在这方面，很多早期的社会学家都注意到了中西方治理差异，指出了非正式力量参与基层治理中"官督绅办""管督绅治"。瞿同祖（2011）在《清代地方政府》一书中，通过分析了清代州县管的职能及其运作，全面考察了在清代地方政府正式体制中非正式人事因素的运作，尤其是地方精英或乡绅等社会力量在政府管理过程中的参与。费孝通（2016）也提出了"双轨政治"，认为"自下而上的地方自治民主制"是与"自上而下的中央集权制"并行参与社会治理的实践逻辑。而地方士绅作为国家科层制的代表参与了地方自治，维系着国家与社会的整合（费孝通等，1988）。同样，黄宗智（2008）也提出，虽然地方政府通过正式权力的集权化来进行运作，但在实际过程中，基层政权机构更多依靠非正式官员的介入来达成治理目标。虽然传统中国的士绅力量在近代社会逐渐没落，但是其他"非正式"的个体或组织仍发挥作用。杜赞奇（2008）从乡村入手展现了乡村社会中的权力关系，提出"权力的文化结构"，但是县域作为农村与社会的接点，同样也体现了相同的逻辑，即国家的权力可以通过诸如庙会组织、民间组织、商业团体等多种主体深入乡土社会。李连江指出，在县域基层治理中，出现了"官""吏""绅""民"四种不同的政治力量，形成复杂的治理团体来"负责"上级、"回应"下层，治理的主体结构直接影响了政策执行和成效（魏来等，2016）。尤其是当政策在地方情境中执行时，治理主体尝试通过"教化"的方式要求其他主体遵守政策规范，进而制约到其他执行主体的行为选择，而其他主体力量会通过支持、反抗等行动来回应治理组织和制度的规制。而这种主体性力量深深扎根于具体的实践情境与社会文化背景之下。

由此可知，在地方社会弹性的治理空间中，除了"结构性"要素发挥着重要作用，"主体性"效应也发挥价值。

其一，政府自主性与政府意愿对地方政府弹性治理的影响。韩博天与裴宜理（韩博天等，2012）提出，包含制度与组织在内的结构因素并非如想象般重要，政府自主性是影响国家实现适应性治理的关键要素。叶志敏和萧庆伦（2015）指出，中国医改的方向是由政府意识形态的更替所左右的，其决定了政府优先发展事项的行为选择，而政府领导班子的不同，也代表了不同的社会价值观，影响着政府的意识形态。并且，中国的医改经验已经证明了政治意愿和政府承诺对推进全民健康覆盖至关重要（唐盛兰等，2014）。

其二，地方政府的治理空间与权力、利益运作机制。在中国的治理结构中，地方政府不是被动地执行政策，它们保留着一定的自主权，不是一味地按照死板的政策和制度文本来执行命令，反而存在灵活决策与执行中具有弹性的操作空间，在地方政府多部门多主体行为的运作的研究上，多表现为以利益角度出发的政策执行过程中多行动主体的经济利益和权益的输送与置换。比如，美国学者戴慕珍最初提出的"地方政府的法团主义"、沃尔德的"地方政府即厂商"观点、钱颖指出地方政府具有明显的"理性人"行为逻辑、林南用"地方市场社会主义"的解释、折晓叶关于地方政府的"行政—政治—公司"三位一体统合治理分析框架，以及其他"公司型基层政权""谋利型政权"等提法，都是从利益主体视角对地方政府行为做出的经典论述。在医疗卫生体制的改革中，之所以改革难以顺利推进，主要在于九龙治水的医疗管理方面存在着太多的利益分割与博弈。不同相关主体的利益诉求、执行意愿相异，导致公共利益、部门利益与个人利益之间难以协调、平衡。

其三，政府现行体制与政策企业家对地方政府治理的影响。当下，地方政府的主要动机（包括官员个人职业发展轨迹在内）仍然是经济发展和创收，医疗卫生事项很难作为地方治理的重点，因此导致地方和国家改革目标缺乏一致性，无论是在卫生筹资还是成果事项上，都体现着这样的差距（大卫·希普格雷夫等，2012）。国内有学者指出，中国的现行体制集中力量办好民生大事，最大的瓶颈不在于物质约束，而在于地方政府官员有限的注意力、激励和动员。政策企业家在政策执行和推进地方社会改革进程中发挥了重要价值。好的政策企业家需要善于发掘问题并有很好的沟通能力，有能力整合多方权力，并建立有效的政治战略联盟（岳经纶等，2017）。尤其是在医改治理中出现条块矛盾与利益难协调的问题时，一个富有担当的政策企业家可能会决定医改政策执行的走向，重新调整旧有的制度结构与利益格局，推动政策变革（亚历克斯·经纬·何，2018）。

综上所述，地方政府的治理研究中，结构性要素与主体性要素共同规制着地方政府的治理行为，这为我们分析地方政府的医共体治理行为提供了研究基础。然而，当下的研究在分析县域政府医共体治理时，仍存在一些不逮之处：

其一，相对于其他政策而言，医疗政策的治理更为复杂、多面，地方政府治理中的结构性与主体性影响路径是否在县域医共体治理中依然呈现呢？结构性要素与主体性要素究竟是如何影响了县政府的医共体治理行为？具体表现为何种特点？是否会发生区别于政策设计的变迁行为呢？以往的医改治理研究并没有深入阐述。

其二，县域处于中央与地方、城市与农村、传统与现代、中心与边缘中的"接点"部位（徐勇，2009），具有连接城乡，沟通条块，上下结合的关键作用，是国家政权与地方社会相连的重要场域，也是乡村社会与国家社会的重要接点。居于这样的一个关键位置，其医疗政策治理策略又表现出怎样的行为特点呢？从这一层面来说，仍有较大的探索空间。

其三，医共体政策涉及多方主体的共同参与执行，县级政府的医共体治理是如何影响包括医疗机构与医生群体、农民群体的政策执行行为呢？它作为医共体政策执行的关键一环，对其他主体的执行行为又有何种影响？这也是亟待探讨的重要问题。

三、医共体相关主体的政策执行

政策执行不仅是自上而下的"贯彻"，也是执行主体间的互动过程。医改政策执行不仅是地方政府参与治理的过程，也是医疗机构提供医疗服务、公众接收医疗服务的过程。从医疗服务供给层面来说，主要由医生职业群体来提供专业的医疗健康服务。在此，本书将对医生职业群体的职业行为进行解释，以此来透视其在医疗政策执行时的行为表现。

（一）国家与医生职业

国外医生职业群体与国内职业群体相区别的一点是政府管理体制赋予医生群体的属性特征，即政府部门参与了医生职业群体医疗服务供给的各个环节。因此，探究医疗机构与医生群体的政策执行行为，首选需要了解对国家与医生职业的关系。

在中国，由政府出资建设的公立医院，其医疗服务供给和医院管理都受制于国家，一方面，医学职业作为"科层化的职业"（马克·G·菲尔德，1991），得到国家的财政与政策支持，这在一定程度上保障了公立医疗机构医生职业的垄断地位。同时，作为国家机器的一部分，医生充当着社会控制者的角色。米歇尔·福柯（2001）曾提出，医学作为国家控制的手段渗透到每一寸社会肌理。医生的目视交织成了一个网络，时时处处实施着一种连续不断的、机动的和有区别的监控。就我国医疗卫生领域来说，国家政权作为主要干预力量对农村地区的医疗事业发展、医疗可及性与公平性上进行着资源分配和调整。

另一方面，职业所具有的高度专业知识属性决定了其并不是一个可以被任意支配与垄断的事业。尽管医者群体服从于政府的行政权力，但他们也掌握着病患的临床处置权，具有绝对的控制权力，其他外行很难干涉（姚泽麟，2015）。刘思达（2006）也认为，职业可以运用它们对于实施过程的控制来改变国家对职业管辖权的各种规范措施的后果。尤其像医生这个职业，通过对专业知识的掌控，能够"超然"于国家、市场和患者之外，从而达到"自主性"状态。"国家被认为是一个外在的能动者而非在医疗体系内有力的行动者"，无论外部力量如何影响甚至控制医生的工作条例，比如机构组织方式和医疗支付方式等，医学职业始终保持着对工作内容和技术的控制，即利用医学专业知识来解决患者的疾病与健康问题（艾略特·费德森，1970）。在国内的研究中，姚泽麟（2017）做了十分有洞见的分析。他指出医生职业虽然被国家所控制，但是他们并不仅仅是国家消极被动的工具，虽然他们丧失了法团自主性，但却利用其临床自主性来获得一些既得利益。

由此可知，在真实的医改政策执行场景中，医者群体并不是简单地顺从地方政府的治理、遵从政策指导的行动，反而也具有一定的灵活执行空间。

（二）公众医改政策执行行为

无论政府与医者群体如何博弈，最终的影响者仍是医疗服务的主要接受者——公众。在以往的讨论中，研究者往往认为公众在医疗服务的互动过程中处于一个信息不对称的弱势地位，在医改政策落实中也是被动享受政策福利。然而，我们并不认为他们在整个医疗服务环节中就一定是弱势群体，无论他们利用激进的医闹方式，还是采用"用脚投票"的就医选择，他们都在用自己的方式对医疗服务，甚至医疗改革做出评价，他们在医改政策制定与执行中发挥重要价值。

在国外研究中，得到普遍认可的一点是非政府力量在医改政策中发挥着越来越重要的作用。阿图埃尔·巴拉（2013）认为，在线咨询有望成为改革治理的工具，通过普通公众的发声，参与到医改中政府决策、法规绩效、公民参与和政府评价等环节，在明确的限度内，在线咨询能逐步增加行政回应的承诺（史蒂文·J·巴拉等，2017）。而我国也用多年的医改经验表明了让多个利益相关者参与制定卫生系统改革以实现全民健康覆盖的重要性。

作为医疗服务的接收者，公众的响应影响着政府的医改治理和政策发展趋势，医改之难的一个重要原因就是关于个体身体健康状况与需求具有动态性和变化性，这就要求基本医疗政策的制定要注重对服务对象需求的多样化把控。因此，公众本应在一个与自己相关的公共政策中充分发挥对政策执行主体的全面、有力的监督。但是，作为"为全民服务"的公立医院，却缺乏民众参与的机制，民众的声音与反馈被排斥在医疗发展之外。公众无法有效参与，尤其是信息与其他资源占下风的农民群体，更无法公正享受其服务（朱恒鹏，2016）。在目前医疗政策与实践的研究中，都存在着微观社会公众缺席的现象。

四、小结：结构性与主体性的分析路径

从社会学的新制度主义，到地方政府医改治理，再到医改相关主体的政策执行，本书进行了从理论到具体实践的文献梳理。在关于不同组织行为的新制度主义研究中，发现了一个从结构性转向主体性的研究路径。关于多元主体参与的医改政策执行情况，本书主要通过对地方政府医改治理、医生职业群体的医疗服务供给行为逻辑，以及公众（农民群体）在医改政策执行中的参与情况进行了回顾与总结，也同样发现了一个结构性与主体性共同形塑的主体行为。也就是说，来自"结构性"和"主体性"的讨论在一定程度上构成了解释中国医疗政策在地方社会执行的不同分析框架。

在不同主体参与的医疗政策执行行为的讨论中，尽管当下的研究提出了很多有洞见的分析，但在我国当下的医疗情境与医共体建设背景下，仍然有一些有待深入探索的问题。

在地方政府医改治理层面，以往的政策研究多集中于从政府的运作机制、科层组织、激励环节与政策文本的角度来进行讨论，注重对政府客观运行机制和宏观制度结构的考察，忽略了对主体的微观生产过程的观察，而这是十分重要的，且主体性要素与结构性要素紧密关联。一般情况下，政策执行会表现出比制度设计更复杂的动态参与与难协调的特性（贺东航等，2011），这可能会导致更加突出的结构性问题。

在医生职业群体参与执行的医改政策层面，尽管当下研究强调了我国行政管理体制和治理方式，以及职业自主性力量塑造着医生职业的发展和医改政策的执行，但是过于简化了医生职业群体的供给行为。首先，医生职业的承载者深处在一个复杂的社会环境与具体的医疗情境之中，在国家之外，社会也是作为规制职业系统的重要外部因素。刘思达（2006）看到了这点，提出了一个关于职业分析的"社会结构——时间机制——空间机制"研究框架，这对我们的研究具有可借鉴的思路，即社会结构与社会实践对医生职业群体的政策执行行为会产生影响。其次，在医生群体灵活决策与政策执行的范围内，尤其是面对服务对象时，他们拥有着较大的话语权。医疗服务高度专业化的属性，让这种话语权具有了绝对地位。这种绝对地位不仅表现在对病患的支配中，也表现在高层级医疗机构对低层级医疗机构的管理与支配中①。但是以往的研究对此缺乏关注。

在公众或农民群体参与政策执行的层面，需要强调的是中国县域医共体是面向农村社会的医疗改革，其医疗服务接收群体也是以农民为主，作为服务接收方的农民对县域医疗服务的选择与评估，直接决定了政策落实的成效，推动着政策执行的变迁。但是，在农村社会的医疗情境中，农民

---

① 在不同的医疗机构之间，是具有层级属性的。一般情况下，高层级的医疗机构比低层级的医疗机构掌握更多的专业技术、人才资源与物质资源等。尤其在城市社会的医联体和农村社会的医共体中，在一定程度上，高层级医疗机构往往拥有对低层级医疗机构的指导权与管理权等。

群体有着具有地方传统的健康观念和就医传统，农村社会的地方性医疗知识与惯习等影响着农民的就医行为。那么，农民的健康观念与就医行为又是如何影响政策执行行为的变迁呢？目前的研究在这方面也存在不足。

在此，为了对医共体政策执行行为进行具体化分析，本书将基于新制度主义中具有可操作的实证分析框架——"组织场域"理论，由此来对医共体政策变迁行为进行深入观察和讨论。

第四节　分析框架：组织场域中的"结构性—主体性"

在对新制度主义的理论回顾中，组织场域作为一个具有可操作的实证分析框架被加以运用。组织场域属于不断发展的概念，在以往的研究中，多被用来分析企业与经济活动、公共政策，以及一些竞争性的社会活动领域。笔者尝试将其运用于对医共体政策执行的分析。不仅是由于其涉及政府与多重医疗机构的组织系统，而且他们兼具有组织场域的核心要素，即联结地方政府与医疗机构行动的"关系（治理）系统"、关于健康与疾病治疗的"文化—认知系统"、不同"组织原型"的政府组织与医疗机构，以及建设医共体的"集体行动"（理查德·斯科特，2010）。医共体政策所涉及的主要组织及成员，即地方政府及官员、农村三级医疗机构及医生群体，他们都是围绕农村医疗服务生产与健康管理而进行的系列行动。因此，从组织场域出发来解释多元主体关于医共体建设的执行行为具有合理性基础。

组织场域理论重视对制度环境的讨论，强调通过设计集体行动的制度框架来解决社会问题。尤其是在早期研究中，研究者更多地关注制度、规则、方案、组织层次的相关内容，比如关于提出组织场域的开创者的保罗·迪玛奇奥与沃特·鲍威尔（1983），他们强调组织层次上的互动及组织间关系系统的"结构"。这对于我们理解医共体政策在解决农村医疗卫生问题的基础作用。近些年，组织场域理论逐渐从对制度与组织的中宏观研究层次，转移至对组织主体及其行动的微观层次的讨论。理查德·斯科特（2010）指出组织场域是处于微观层次的个体行动者及组织、宏观层次的社会行动者系统，以及跨社会行动者行动系统之间的中观分析单位，并指出高层次的结构可以通过制约与使能的方式塑造较低层次的行动者的结构与行动。也有研究者将"主体能动性"纳入了对行业变迁或企业发展上的分析（程宣梅等，2018；苏晓华等，2017），对行动主体如何撬动资源与改变实践行为作出了讨论，由此强调了"自下而上"的实践行动对制度结构渐进变迁的作用。

在此基础上，基于县域医疗实践，笔者提出了一个更适用于探究我国医共体政策执行的分析框架，即从医共体组织场域的"结构性—主体性"层面对政策执行行为进行分析。

一、医共体组织场域

（一）组织场域的内涵与理解

县域医共体包含县级政府、医疗机构与医生群体、公众的多元行动主体，是在不断互动的动态过程中权衡利弊并采取行动的组织。从组织社会学层面来看，以往研究多关注与组织间的权力不平等、价值观差异等问题，地方政府与多层级的医疗机构具备结构完整的、有同质性的，但也有明显的差异化属性。

近些年，随着组织制度论的兴起与发展，组织场域作为一个重要的分析概念将组织与制度结合了起来。组织场域理论有两个思想渊源。第一个思想渊源是来自社会学家皮埃尔·布迪厄的场域理论，他认为场域是"一个社会或文化再生产领域中的所有行动者和组织及其之间的动态关系"，并且，场域是一个充满竞争关系、冲突与矛盾的场所，而非长期的和谐与稳定不变的空间，在此，博弈规则被加以运用（皮埃尔·布迪厄，1992）。另一个渊源是来自组织生态学的"组织共同体"思想，即在共同的组织或环境背景下，有着相似或相同的功能作用产生，由此或产生地域性的依赖关系，并通过组织内多成员的合作生成集体行动，产生稳定的互惠。

组织场域（Organizational Field）的概念是由保罗·迪玛奇奥与沃特·鲍威尔首次提出的，他们认为组织场域是由一系列受到相同制度影响、互相依赖的差异性组织所构成的。这一概念一经提出，吸引了很多研究者的关注，他们认为组织场域是介于组织与社会之间的分析单位，用来解释制度与组织关系的内涵。可以从四个方面对组织场域进行理解：一是由利益相关者构成，它可以涉及不同的职业身份与权力主体，比如政府官员、投资者、特殊利益群体、知识专业群体以及普通公众等；二是对关键利益主体的关注与强调；三是不同行动主体相互影响、相互作用；四是行动者往往处于同一个制度环境，受相同的规则与范畴约束，并结合内在的组织需求形成具有场域特色的行为规则（陈怀超、范建红，2016）。场域内的行动者之间的互动要比场域外的行动者更加频繁，且更具有普遍的行为意义（W·理查德·斯科特，1995）。

这个概念拓展了政策分析的框架，将各种行动相关者与赋权、制约行动结构性要素纳入了对参与者行动的考量。它主要强调以下几个方面：

其一，不单独研究组织本身，强调组织也是环境中的一部分，组织的行为要受到环境的制约，同时也会对外在环境产生影响（郭毅等，2007）。组织场域内的制度环境保障了不同主体交往与行为的合法性基础，明确了场域的边界与行动范畴。从这个层面来说，场域不仅是一个地理边界圈定的物理空间的范畴，也包括不同制度环境下的组织范畴。

其二，组织场域是动态且变化的，并随着某些组织的出现和发展而不断演变的（威廉·P·巴内特等，1993）。在相似的制度背景下，不同的组织可能具有不同的应对策略。

其三，不再单独强调制度决定论，而走向一种制度与组织、结构与主体不断互动互构的路径，多个组织与主体间的互动合作并重塑了政策本身，促进了政策变迁。W·理查德·斯科特（2010）指出，"哪些关于'从上到下的制度过程'与'从下到上的制度过程'在塑造组织的过程中的相互作用的制度研究，是最吸引人的研究"。组织场域不仅是组织的集合，还是不同利益主体围绕共同关心的问题进行对话和讨论的场所（安德鲁·J·霍夫曼，1999）。

其四，从场域层次进行分析更加强调"结构论"视野，但多元利益主体对主体行为的塑造也日益被重视。W·理查德·斯科特（2010）指出，"似乎可能导致我们不再关注个体组织的行为，但这绝对是一种错误的看法"。尽管如此，在当下组织场域的研究中，关于主体性讨论依然比较欠缺。

（二）被动性制度逻辑与主动性制度逻辑

在组织场域中，场域内的参与者，或者会选择遵从场域内既有的制度、政策、规范与秩序等，又或者会操控、破坏已有的政策与规则，导致两种不同的制度逻辑，前者认为场域层次的要求会促使主张采用特定的结构与系统，而组织一旦采用这些结构与系统，就往往会维持同样的原型（W·理查德·斯科特，2010），生成一种被动性制度逻辑，即出现"构形"——执行主体的行动表现出稳固性的行为模式。后者认为，在主体主动参与政策执行与演化的过程中，会形成主动性制度逻辑，即主体有目的地改变旧制度、创新新制度，并动员其他成员按照新制度形式。前者多用于解释"组织间的相似问题"，后者多用于理解"政策（制度）变迁问题"。同样，也有研究者认为，当组织场域内的参与者在面临来自制度的压力时，他们往往采取两种方式进行回应：一是"遵从"，二是"破坏"（阿梅莉·布蒂诺等，2013）。

由此，我们看到"主动性制度逻辑"将参与者的"主体能动性"纳入了组织内的制度分析，在一定程度上平衡了早期理论中的"结构决定论"倾向，即强调稳固的"构形"行为模式（阿古·格劳德等，2007）。然而，制度创业中往往具有"英雄主义"色彩（艾克·魏克，2011），以及"场域"本身就包含作为成员提供某种稳定性设置的特点，这就决定了其"结构性"特征对组织成员的行为与政策变迁始终具有重要的影响作用。此外，在后现代的社会中，组织场域中成员主体的变化对政策变迁的影响是我们难以忽视的。

（三）医共体组织场域的简述

医共体作为一个"政策试验"在地方社会执行，不同组织机构在面对新制度时需要不断通过组织结构调整、行为路径与供给方式的改变等，不断回应内外部对改革的需求。县域医共体制度，作为场域制度为组织行为提供了合法性基础，各组织将按照制度要求来协调场域中的矛盾和冲突，以期实现农村医疗服务体系的重建。

与企业组织不同的是，无论地方政府，还是公立医疗机构，他们的行为逻辑在很大程度上都受国家治理逻辑的主导，表现出具有政府行政组织的行为特点。并且，医疗机构面临着"组织发展式"和"政治任务式"的双重制度压力。当我们从组织场域的视角来看待县域医共体制度的执行时，包含政府、医疗机构（县级医院、乡镇卫生院和村卫生室）与医生群体、农民群体，他们在关于农村医疗的议题中形成了一个具有实践意义的组织社群，内部成员之间形成了关于"医共体政策执行"的紧密而频繁的互动与联系。

因此，组织场域理论中关于制度与组织行动的"结构性"与"主体性"的讨论为我们揭示行动主体与医共体政策执行的适应性变迁的关系提供了抓手。以往组织场域的研究过度关注结构性层次的讨论，忽视对主体与结构的互动对政策执行行为的影响，这为本书的理论扩展提供了空间。在深入讨论之前，本书将对组织场域的"结构性"与"主体性"进行明晰，以便更具体化地应用于医共体执行的研究。

二、组织场域中的"结构性"

受新制度主义的影响，环境与组织行为的关系一直是组织场域的研究重点。作为组织外部要素的制度与社会文化环境，以及组织内部要素的结构环境影响着主体的政策执行行为。

（一）宏观的结构性要素

1. 制度环境

制度作为一个重要的结构性要素（但不一定有效的），其主要作用是通过在人们之间建立一个相对稳定的相互作用来减少不确定性（道格拉斯·诺斯，1994）。在医共体组织场域中，县级政府或各级医疗机构都有着共同的政策目标与任务分配，即建立纵向的县域医疗服务共同体为辖区百姓提供医疗服务。并且在整个过程中，它们组织的目标行为受到与医疗卫生相关的系列政策的影响，比如医药政策、医保政策、绩效评估方案等。在以往的组织场域研究中，对这一结构性要素的讨论颇多，它在政策执行中发挥着基础性价值。

2. 组织结构

县级政府作为典型的科层组织，通过纵向的科层管理体系对政策执行部门进行监督和管理。在县域医共体建设中，地方政府对各层级的医疗机构进行垂直管理，形成具有等级性的科层管理秩序，即"县级政府—县级医疗机构—乡镇卫生院—村卫生室"。其中，医共体成员单位接受来自县政府部门的多头管理。在医共体建设中，主要涉及县卫健局与县医保局的管理，前者主要负责主要的医疗体制机制的建设，后者主要承担医保支付机制的部分。

县域医共体的组织结构是由县级公立医院、乡镇卫生院和村卫生室共同组成的纵向医疗供给系统，在很大程度上仍保持着公立医院的特点。而公立医院并非是孤立的机构，它由政府出资构建，属于公益二类事业单位（李玲等，2010），医疗服务的供给行为与管理行为都受政府的影响，接受行政化管理，其医疗机构与医生群体具有一定程度的科层权力，具有"半政府组织"的属性。改革开放后，医疗机构的行政化并未改变，并延续至今。在这样的组织结构下，从县级管理部门到医共体成员机构，在很大程度上均按照科层组织的运作方式行事。韦伯提出的科层制理想类型常作为科层组织研究的理论发端。从观念层次来讲，法理型权威的科层制作为一种结构观念对人的行为构成了影响。而政府组织作为科层组织的一种典型形式，"形式上可以适用于一切任务，纯粹从技术上看可以达到最高完善的程度，在所有这些意义上是实施统治形式上最合理的形式"（马克思·韦伯，2004）。而这样的形式对县级政府相关部门，以及各层级医疗机构的行为进行了规制。

3. 社会文化环境

从地理范围来看，县域医共体政策执行是基于县域农村的社会背景，在医共体政策执行过程中，由于中国政权体系的高度科层化和组织化，导致县级政府的医疗治理行为具有科层制或组织结构政权主导的"执行"，另一方面由于县域链接城乡的特殊性质，导致组织与主体行为也受中国社会文化、乡土社会的秩序、规则和惯习的影响。如果说前一路径更多地是从西方治理研究中借鉴而来。那么在当代中国社会中，社会文化环境对主体行为的重塑作用从未消失。弗里德里希·奥古斯特·冯·哈耶克曾指出，所有的社会秩序不是生成的就是建构的，往往生成的秩序是自生自发的，而建构的秩序是由组织或人为再造的（邓正来，1999）。来自地方社会文化因素的影响，常常导致内生性的发展与变革。

（二）中微观层面的结构性要素

从中微观层面来看，以往研究对结构性要素的关注多集中于组织成员的力量对比与权力结构、组织成员的交往模式等方面。吴特等人（2011）指出，成员关系、成员力量与范围是组织场域中三大主要结构要素，它们的内容与变迁影响着政策的变化。

1. 关系系统与治理结构

保罗·迪玛奇奥和沃特·鲍威尔在起初组织场域定义中关注组织间的关系。在这一层次上，后续研究者对组织场域内组织间关系与结构性、权力与控制机制等进行讨论。W·理查德·斯科特（2010：212）提出治理系统作为组织场域中的重要子系统应该被重视，并认为每个组织场域都有自己内在的、比较独特的治理系统，该系统的主要参与者由公共部门或其他个人组成，他们会通过规制性、规范性制度要素间的结合来制约、调控场域内其他行动者的行为。并且治理结构是组织场域中公共系统与私人系统，正式系统与非正式系统的结合，对组织场域内各主体的行为活动进行监视。从这个层面来讲，在医共体执行行为的观察中，医共体治理过程与策略具有重要的研究价值，其影响着各层级医疗机构与农民群体的政策执行行为。

2. 成员力量与权力结构

组织场域是权力的舞台（布林特·史蒂文等，1991），而组织成员力量决定着其在组织场域中获得资源与社会地位的能力。不同主体掌握的权力及力量大小，都会影响主体行动。小约翰·R·P·弗伦奇等（1959）提出权力的五种来源：作为激励的物质资源；执行激励与惩罚的权力资源；来自其他主体的合法性承认；来自其他主体认同的权力相关性；受到其他主体信服与认可的专业性。

具体到医共体组织场域内，我们可以看到地方政府具有行政权力与治理权力，可以通过奖惩措施对全县医疗资源的分配与调整；医疗机构与医生群体具有医疗行业的专业知识权力，对医疗服务内容的供给具有绝对权威。而作为医疗服务接收者的农民，掌握着就医方式的最终选择权。

3. 范围与具体医疗情境

当将范围具体在医疗情境中时，它不仅仅是地理空间的范围，也包含着一个时间范围，以及地方文化情境的范围。作为结构性要素，它们共同对医共体的执行内容与边界进行了澄清。比如，在空间范围内来看，本书的县域医共体主要是指东县的医共体，所探讨的问题与东县的医疗和社会情况更为契合。从时间范围来看，东县医共体既是一项地方政府的改革项目，又是农村医疗机构发展与整合的机制，它既有来自政府"短时间"的绩效任务，也有来自医疗服务专业本身"长时间"的提高内容。从社会文化情境来看，不同的就医环境、就医习惯与地方疾病等，都影响着作为国家试点的"医共体政策"在地方社会的落实。

三、组织场域中的"主体性"

在实践中，行动者的行为逻辑不仅受稳定的结构性因素影响，个体或组织的主体性能力在一定程度上撬动资源，改变原有的制度逻辑和实践进展（朱莉·巴蒂拉纳等，2009）。医共体政策执行涉及着主动、动态的主体间利益博弈。人作为主体的社会性一面，其本身所掌握的方法、资源、技术、权力与能力等，直接影响着政策执行的走向与任务目标的完成。他们可能会积极主动地参与地方医共体的建设，包括推动一些创造性行为以保证政策的落实，他们也可能会利用自身的权力与资源造成政策执行的障碍，甚至会因为个人能力的水平引发政策失误。而这个效用的产生，与主体性价值的发挥息息相关。

（一）主体性的内涵

主体性问题是哲学研究的核心议题，从笛卡尔"我思故我在"命题下的主体能动性原则，到康德"真善美"规则下对人的主体性尊严的普遍性的确立，再到黑格尔提出的认知主体的"理性精神"。伴随着哲学思辨形式发展的人类主体性观念，在发展过程中也经历了认知的变革。至此，黑格尔的主体性观念极端化地抽象了人的概念，遭到自身理性精神的奴役，实则为一种倒置的主体性哲学。马克思则在此基础上，提出了他的实践唯物主义哲学，并对主体性进行了阐述，主要从以下几个方面进行强调：

第一，主体性是主观性与客观性的统一，实践是主体性的根本源泉。马克思认为对现实事物的理解，不仅要从客观角度理解，也要从主观角度分析，即当作人的感性活动去理解，当作实践去理解。第二，主体性是能动性与受动性的统一。马克思说："人作为对象性的、感性的存在物，是一个受动的存在物。"能动性表明人在现实实践中的活动并不是单纯受制于外物、他人亦或者某种神秘力量的摆布，而是有选择地从事一切对象性的活动（邵雅丽，2012）。第三，主体的活动包括实践和意识活动。主体的意识活动发挥着能动性价值，支配着实践的目的、计划、方案及实施过程，主体的能力与思维方式、价值观念、情感等也影响着社会实践的发展（王玉樑，1995）。第四，主体的能动性的最高级表现是创造性。

关于主体性的概念，比较主流的学术解释也多是在马克思主体性观念的基础上进行的阐释。比如，李林昆（1991）认为，主体性是指主体与客体相对应，是从认识与实践角度来讲，是一种"为我而存在"的关系。郭湛（2011）提出主体性多指"主体—客体"关系中的主体性质（郭湛，2001），是人在实践活动过程中本质的体现，是在与主体外的客体互动中不断发展的人的特性，尤其是自觉、能动、自主和创造的属性。夏甄陶（1991）认为主体性是主体同客体发生关系的活动过程中的一种主动的、能动的、自觉自为的功能表现。具体来说，就是主体在对象性活动中，能动地影响、改变、控制客体，达到为主体服务的目的。研究者们关于主体性的内涵与立场虽有差异，但可以达成共识的是：第一，主体性建立在与客体互动的过程中；第二，主体性是人的特性，是在实践过程中表现出来的属性；第三，主体性的特点包括自主性、能动性和创造性。

综上所述，我们在主体性理论的回顾与现代性的反思中，基于马克思主体性观念提出：主体性是人所特有的性质，具有实践从事者的性质（潘绥铭等，2007），是主体在改造、影响与控制客体的实践活动中所表现的自主的、能动的、创造的功能属性，对客体活动的运行和发展具有重要作用。

在近些年的学术研究中，主体性的概念十分火热，但同时也受到很多研究者的质疑与批判，有人认为我们强调的主体性是一种无法实现的"空中楼阁"。亦或者是带有研究者自我建构的主体讨论，对研究客体的分析缺乏科学性与客观性。在此，笔者赞同潘绥铭和黄盈盈（2007）对主体性的澄清，即它不是抛开"客观"、寻求一个绝对标准来对研究过程进行衡量，而是作为一种思维方式，将研究放在人际互动、互构的实践中去讨论。

（二）组织场域中的"主体性"要素

如上文所述，组织场内的参与者以不同的方式促进着组织场域的政策演化（程宣梅等，2018；沙赫扎德·安萨里等，2013）。在主体改造客体的实践活动中，行动者不是一个对环境与政策的被动接受者，而是可以利用主体性力量来创造、改变政策（史蒂夫·马格瑞等，2004），也可以参与政策、挑战政策（史蒂夫·马格瑞等，2009），或者维护政策（蒂娜·达克西等，2010）。在近些年的研究中，制度主义多关注于行动者的能力与行为方式，讨论不同主体是如何、并以何种方式影响政策本身（克里斯坦·哈伯等，2018）。当我们把主体性放入关于医共体组织或主体间的互动与互构的实践层面中，在前人研究的基础上，本书认为医共体组织场域内的主体性要素主要体现在以下几个方面：

1. "为我而存在"与主体利益

根据主体范围层次分类，医疗场域中的自我主体、群体主体与社会主体。主体是人，但个人、群体、人类都可以是一种主体性的存在。因"为我而存在"的关系而形成对自我、群体和社会不同的利益分配观念和需求，由此在医共体组织场域中，不同组织因不同的利益在政策执行中会导致具有差异性的政策执行。比如，在医共体建设中，县级政府组织既代表了全体社会成员"公益性基本医疗服务"的社会利益，也表现出不同层级政府、不同部门利益；医共体组织成员则呈现出以医疗机构发展为主的利益。不同组织群体在医共体政策执行中表现出优先自身利益满足的行为运作逻辑。

2. 主体能动性与主体身份

实践具有引导主体行为的特征，社会实践的能动发展也依赖于人主体性的能动发展。迈克尔·杰拉德·普拉特认为身份认同是从主体视角出发用来理解能动性的强有力的概念，是通过实践建立的（杜晶晶等，2020）。在实践中，组织场域中的主体所需要的知识、技能与思维方式影响着其实践行动。他们通过认可自己的身份工作，并得到其他主体对自己身份的认同与支持，在对自身资源与权力的使用中呈现出差异化的政策执行行为，弗莱明·彼特等认为他们不仅可以适应自己的工作身份，也可以重新修改、定义工作身份。

在研究者中得到一致赞同的观点是：身份既不是简单的选择，也不仅是分配决定，而是在工作过程中，在统治和反抗间塑造的职业身份（丹尼斯·孟比，1997；安吉拉·崔丝维，1999）。职业身份的形成是人们在不同的环境与实践中围绕职业内容而不断建构的结果。由此，在医共体组织场域中，我们可以区分出不同的职业群体身份，即管理医共体的县级政府官员身份，进行医疗服务供给的医生职业身份，承接医疗服务的接收者身份（农民群体）。他们依靠主体身份来执行政策，但也利用身份所附属的"权力"和"资源"能动性地改变着政策。

　　3. 主体创造性：创新与破坏

　　有研究表明各个组织和主体间进行创新的能力存在差异，而这种能力实际上是主体吸收和利用新知识的能力（斯科特，2010），以及对政策执行目标的理解和阐释的差异（丁煌等，2010）。主体创造性作为能动性的更高层级的表现，需要对此加以关注。不同的利益考量与价值观差异都会导致主体创造性的方向并不一致。也就是说主体可以创造出一个新的行为模式，在不同的程度上来代替旧有的行为模式，当然不是每次创造都能形成有利于公共利益的局面，也可能是一种损害公共利益，造成对公共利益的威胁。

四、政策执行中结构性与主体性的互动

　　在上文的回顾中，笔者将医共体组织场域中的结构性要素与主体性要素做了基本说明，在宏观层面的结构性要素中，因不同主体身份特点及所处情境的差异，不同组织群体的结构性要素的讨论是有差异的，对于县级政府和农村三级医疗机构来说，主要是从制度与科层组织的结构性要素展开，对农民群体的关注更多是从其身处的社会文化环境对就医行为选择的影响来说明。在中微观结构性要素层面，基于组织场域理论对关键利益相关者的权力与资源的分析，不同利益相关者往往掌握着重要且差异化的资源，在组织场域中具有不同的影响力和权力资源，由此各主体在组织场域内呈现出对制度和规则有差别的控制能力。如表 1-1 所示，县级政府所具有的行政权力，使得其在东县医共体中掌握着较多的支配优势。尽管各医疗机构与医生群体掌握的行政权力较为次之，但其掌握着绝对的专业权力，尤其与农民群体具有难以跨越的医学信息鸿沟。因此，在以往的认知中，掌握资源和权力较少的弱势参与者，在组织场域内与强势参与者相比，行为表现往往较为被动（如表 1-1）。

表 1-1　医共体组织场域中不同主体的中微观结构性特征分析

主体身份	关系系统	成员力量	权力资源	场域位置	参与方式
县级政府及官员	治理系统	行政权力	多	行政支配优势	直接参与
医疗机构及医生群体	专业系统	专业权力	较多	专业权威优势	直接参与
农民	人情社会	选择权力	少	边缘地位	间接参与

资料来源：本书整理。

从政策执行的主体实践来看，医共体政策执行涉及不同利益的重新分配与组合，不同的主体身份决定了其如何利用自身资源来满足利益的行为模式。因不同主体的职业身份、利益需求、能力、知识与技术等差异，会产生不同的行为效果。有研究者指出，无论是在稳定或者不稳定的制度背景下，行动者都不是简单地由组织场域中的制度逻辑控制；相反，他们会通过自身的技术与能力来重塑制度（尼尔·福利格斯坦，2001）。在图 1-1 中，我们看到不同主体的执行行为受到结构性要素与主体性要素的形塑。那么，在这里引发的问题是，在医共体组织场域中，从医共体的政策设定到政策执行，结构性与主体性的互动如何形塑不同主体政策执行行为的变迁？这是本书想要着重解决的问题。

在此，本书将真正关注医疗改革当中的"人"，从不同执行主体出发，观察其所处的主要政策执行场域，即由县级政府及官员负责的医共体治理场域，由医疗机构与医生群体负责的新型医疗服务供给场域，以及农民的就医选择场域，深入分析不同主体的行为策略，探索结构性与主体性在政策执行中的互动机制。从这样的视角入手探索医共体政策执行过程，有助于我们更好地把握医疗政策在地方社会落实中生成的执行机制。需要说明的是，本书的分析框架立足于对医共体政策执行中适应性变迁行为的讨论，在这个变迁的过程中，存在着一个从政策设定到政策执行的演化过程，关于医共体政策设定的结构性与主体性分析，本书将在第三章中做以分析。

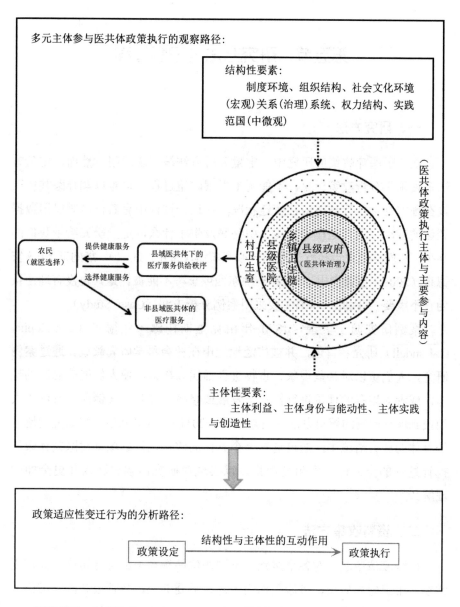

资料来源：本书整理。

图 1-1　东县医共体组织场域的观察路径与分析路径

第五节 研究方法与田野过程

一、研究方法

在关于医疗政策的研究中，定量分析方法被广泛运用。然而，定量方法多使用于分析政策后果，不能用于考察政策过程，也难以解释医共体政策在地方社会执行与适应性变迁状况，在这一过程中有着很多难以用数据表达的行动。尤其是在"黑箱"中到底发生了什么，定量研究给予我们的甚少，然而这是政策执行过程的核心和关键（希尔，2004）。詹姆斯·E·安德森（2009）也曾指出："就算一种东西或事务不能被计量，也没有理由认为它不重要。"因此，本书主要采用案例分析方法（Case Study）。

案例研究源于美国，1870 年由克里斯托佛·兰德尔（Christopher C. Landell）研究者首创，并被广泛地运用在社会科学研究领域。通过案例研究，人们可以对某些现象、事物进行描述和探索，使人们能建立新的理论，或者对现存的理论进行检验、发展或修改。同时，案例研究有助于人们找到现存问题的解决办法（贺东航等，2011）。本书立足于将研究问题置于具体的社会情境中，通过选择一个具体的政策执行场域来对医共体政策执行过程的全方位、多角度观察，以实现对研究问题更深入和更全面的理解。

二、资料收集方法

1. 深度访谈法。对各个级别、不同职位的领导干部进行访谈，如市委常委、市卫健局局长、市涉医部门干部、县委书记、分管公共医疗部门的副县长、县卫健局局长、各涉医部门领导、各层级医疗机构的医生群体与乡村居民等进行深入访谈。访谈对象 98 人，详见附录 1。

2. 参与式观察法。以东县卫健局实习生的身份参与到医共体建设的重大活动与日常工作中，对重要的政策落实情况进行跟踪调查，如各类政策动员会、政府官员的调研学习会、各县—乡—村各层级医疗机构的参访评估工作等。整个调研期间，参加了国家层面的、省卫健委、市卫健局等多层级的医疗卫生改革会议，前后进行了一年以上的追踪调研。此外，对 3 家县级公立医院、9 家卫生院、30 家村卫生室进行了实地调研，详见附录 2。

3. 内容分析法。对已有相关文献及政策文件进行梳理，对中央、省、市、县的主要政策进行分析，把握东县政策执行过程中的创新与实践特点。对县书记、县长等近些年的讲话内容、工作总结以及访谈资料等进行文本分析，透视东县治理理念、治理风向，探究主要领导人及政策企业家在政策执行中的作用，详见附录 3 和附录 4。

三、田野过程

2019 年，笔者有幸参与了导师主持的医改治理评估课题，通过对央—省—市—县—镇的多层级的医疗卫生调研，为笔者探索医共体政策执行的研究打下了更深入和更宽阔的研究基础。也是在此次调研中，笔者首次进入了东县的医疗组织场域。

（一）初次进场

2019 年 9 月，笔者跟随课题组来到了我国西部某省对医改评估进行调研，在对省、市卫健部门与不同层级的医疗机构访谈后，我们来到了农村医疗服务的基层单元——东县，并与分管医疗的副县长和卫健局、医保局、财政局、监察委、发改局相关部门的领导，以及县、镇医疗机构负责人进行了座谈会，对东县的医疗卫生情况做了充分的了解，随后到县镇村三级医疗机构进行了走访和访谈。因为东县在该次调研的"出场"是作为国家医共体建设试点县的典型，经过近一周的紧密调研下，笔者对该县的医疗建设问题产生了浓厚的兴趣。其一，医改治理作为全世界公认的难题，然而在我国一个欠发达县域——东县，其医共体作为国家医共体建设典型试点被推广和宣传。其二，作为一个前国家级贫困县，在经济和政策优势资源并不充足的情况下，东县却能创造出一个国家典型试点，它是否真的如宣传般产生了"典型效应"，以及其动力和执行机制很值得讨论。其三，作为一个发展较为落后的县域，在快速现代化推进的当代社会，东县仍保留了很多传统中国社会的色彩，有着丰厚的文化底蕴。其四，东县现有药用资源丰富，有着中医治疗传统，且在当下以西医为主的医疗发展中，东县的中医发展态势依旧很好，农民也传承着中医医疗的传统，对我国医疗体系的发展也有很好的研究价值。

基于以上的考虑，我认为这是一个很好的田野调研点，并有意选择此作为我博士论文调研的田野。经与导师商榷后，得到了导师的认可，为了更客观、更真实地收集资料，我们对后续进场的方式也做了讨论。我们认为最好的方式是我以实习生的名义进入县卫健局实习，在协助东县卫健工作之余，参与到医共体政策执行过程，以掌握第一手资料。随即与东县县委领导和卫健局领导商议后，得到了地方政府的认同和许可，这也为后期笔者的进场做了一定的准备。

（二）正式进入之"走进医共体"

原预计在 2020 年初正式进入东县展开调研，但 2019 年底新冠肺炎疫情爆发及延续让笔者的博士论文调研延续至 2020 年 5 月底。6 月初，笔者正式进入东县卫健局实习，并被安排负责东县医共体建设的医改办办公室工作。说是实习，碍于笔者的身份，局里领导也并未安排很多的任务，让我有充足的时间集中于自己的研究。

我所处的医改办办公室，平日主要负责的工作者有三人，主管东县医疗事业发展的副局长林局长、医改办办公室主任李主任与医改办职工郝姐。所有关于医共体建设的相关文件与指示的初稿，以及日常的医共体政策执行的管理与监督，均由该办公室负责。办公室人少，所以工作量很大。笔者在东县卫健局实习期间，正值国家脱贫攻坚的最后阶段，承担全县健康脱贫和医共体建设的卫健部门，其所属的医改办负责县镇村三级医疗机构的建设工作，也让笔者在山路崎岖、公交并不十分便利的情况下有了更便利的条件跟随医改办工作人员深入基层了解农村医疗的建设情况。在 6 月 1 日至 8 月 20 日间，笔者与医改办工作人员每周有超过三、四天都在镇村一级的医疗机构督查与走访，共走访调研了 3 家县级医疗机构、9 家乡镇卫生院和 30 家村卫生室，访谈地方政府行政人员、医疗机构管理与医务人员和村民共计 98 人，笔者掌握非常丰富的一手资料。此外，笔者还收获了当地政府提供的诸多文献，如政策文件、地方县志、医共体总结报告、各级医疗机构的发展规划与医共体建设总结、刊物、政府网站上的评议文章等；通过文本分析从现有的资料中收集到有医共体政策执行的有用信息。

（三）正式进入之"走进农村社会"

在东县卫健局近两个月的实习后，为了收集更全面的资料，了解农民对医共体建设的体会与农村医疗的现状，在当地朋友的介绍下，2020 年 8 月 21 日，笔者以自由人的身份只身前往东县下辖两个乡镇甲代镇和 Y 镇进行驻村调研。虽然我们研究的是医共体政策的执行状况，但在医共体组织场域内，其社会环境、文化传统与制度环境等，都影响着场域内的行动主体的行为和政策变迁。并且，由于医疗服务是面向社会成员提供，以提升农村医疗状况为目的的医共体建设究竟是否促进了农村医疗的正向发展，其辖区内的农民最有发言权。在医共体政策执行中，农民对此做何反应，也是探究医共体政策执行不可或缺的内容。通过在农村社会一个月的参与观察和访谈，笔者在经过访谈对象同意后，通过录音、摄影和现场记录等方式积累了研究材料。

（四）离开田野

9 月下旬，笔者结束了关于东县医共体的调研，除了 16 万的调研日志外，笔者对收集的录音材料进行逐一整理。后续，笔者通过微信、电话、微信群等方式，与东县相关访谈对象保持着紧密的联系，关注着东县医共体建设的发展，并在资料整理与论文写作过程中以线上的方式进行补充调研。

在研究伦理上，笔者在采取录音方式收集资料时都得到了访谈对象的同意，在一些禁止录音的场合，也采取了现场笔记与事后回忆补充的方式收集了资料。由于在调研中得到了地方政府的支持，相关政策材料和数据收集工作也更便利。但是按照学术惯例，本书所有的地名、人名均做了匿名化处理，调查资料也仅限于学术研究使用。

第六节　全书结构

本书主要集中于行动主体与政策执行之间交互影响的关系研究。从执行主体的参与体验与实践出发来对医共体执行过程中的适应性变迁机制进行探讨。本书一共八章，各章内容如下：

　　第一章，导论章节。主要提出了本书的研究问题，并从现有的文献中对组织与制度相关的新制度主义进行梳理，并从医疗政策参与主体出发，对其政策执行研究进行了回顾，其中包括地方政府的医改治理，医疗机构和医生群体的服务供给行为，以及公众的医疗政策参与行为等，由此发现了一个"结构性"与"主体性"的分析脉络，在此基础上，借鉴新制度主义中具有可操作性的组织场域理论，将与医共体政策执行的相关结构性与主体性要素放在医共体场域的框架内进行讨论。除此之外，本章还对本书的研究方法与田野过程进行了概述。

　　第二章，背景分析。主要围绕医共体政策的制度环境与社会文化环境做以介绍，从宏观的全国医疗制度背景与微观的东县医疗体制的变迁进行了总结。在后文的讨论中我们也能看到，这些要素对东县医共体政策的制度与各主体的执行行为具有影响。

　　第三章，东县医共体的政策设定。在本书的分析框架中，主要想探讨的是何种结构性与主体性特征带来了政策执行的适应性变迁。要回答这个问题，需要对医共体政策设定中的结构性与主体性的理想设定进行呈现，为第四、五、六、七章中不同主体在医共体政策执行中的适应性变迁行为提供参考依据。

　　第四章和第五章，关于治理主体的地方政府的实证讨论，对其参与医共体政策的治理与执行行为进行分析。第四章主要是对与地方政府有关的结构属性（科层组织、制度环境）与主体属性（政策企业家团队、机会和资源、能动性）进行了明晰，并提供了一个其治理方式与行动过程的观察。第五章对地方政府的治理行为策略进行了总结。

　　第六章，关于医疗机构与医务人员的实证讨论。从医生的职业角度入手，讨论了医共体建设中一些结构性要素对医生职业群体行为的影响，观察了医生职业群体又是如何利用职业自主性来推动政策执行的演化。

　　第七章，关于农民就医选择的实证讨论。通过观察医疗服务接收方的农民在医共体改革中的反应，以此来反观多元主体在政策执行中的互动以及适应性变迁行为。

　　第八章，全书的总结与反思。首先，从理论创新层面做出了回应，其次，通过对医共体政策设定到政策执行的对比，总结各主体是如何通过"结构性"与"主体性"的互动生产出区别于政策设计的适应性变迁行为。最后，对当下医疗体制改革发展的反思，尤其是对医疗改革中是政府与市场二元对立的经典议题进行了回应。

第二章 医疗体制变迁的背景分析

第一节 宏观：中国农村卫生体系改革变迁

关于中国医疗服务供给机制的政策变迁历程，在学术界基本达到认同的观点是行政化阶段（1949—1977 年）、市场化阶段（1977 年至今）、公益化阶段（2003 年至今）。2009 年新医改后，随着"健康中国"战略的提出，我国医改进入一个医疗公益性的深化发展阶段（傅虹桥，2015；吴文强等，2018；管仲军等，2017）。

一、行政化主导阶段（1949—1977 年）

新中国成立后，农村医疗卫生状况得到快速发展。1950 年 8 月，在全国第一次卫生工作会议上，确立了"面向工农兵、预防为主、团结中西医"的卫生工作方针。1965 年，卫生部又发布了《关于把卫生工作重点放到农村的报告》中，强调将大量医疗卫生资源转移到农村地区，并在农村地区建立了具有中国特色的赤脚医生与巡回医疗队的医疗队伍，逐步建立起政府主导的低水平福利性医疗保障制度。构建了农村三级医疗服务网，农民合作医疗制度覆盖了农村 90%以上的人口。到 1975 年，农民基本上可以做到"小病不出村，大病不出乡"，婴幼儿死亡率也从 1949 年的 200‰减少到 1980 年的 40‰，人均预期寿命从 35 岁上升到近 70 岁（张自宽，1996）。

这一阶段表现为医疗卫生政策的"福利化导向"。医疗服务品被作为一种准公共产品面向全体公民供给，具有全覆盖、普惠性、低水平与服务型的特征。医疗资源分配的城乡差距依然凸显，根据国家公开数据，在每千人口卫生技术人员数据上，1949 年的城市为 1.87 人，而农村为 0.73 人。1980

年的城市为 8.03 人，而农村为 1.81 人，城乡差距进一步扩大（鄢洪涛，2013）。然而，在当时农村整体医疗资源、医疗水平和健康水平较弱的情况下，农村三级医疗保健网、合作医疗制度和赤脚医生，一度被认为是中国农村医疗服务的"三大法宝"，曾惠及多数农村居民。这一阶段的医疗服务供给仍然是行政主导下的福利性、平等化理念。

二、市场化主导阶段（1977—2002 年）

1979 年，在改革开放的战略下，卫生部提出"要用经济手段管理卫生事业"，公共卫生事业和医疗卫生服务由福利性定位转化为商品属性（宋森，1991）。自此，市场化的经营方式也融入农村医疗体制的发展之中。具体表现在政府体制的"放权让利"，以及市场化的筹资方式、办医模式等，以及对以药养医的默许等（鄢洪涛，2013），商业化和市场化成为这一阶段发展的主要特点。1980 年，卫生部先后下发了《关于允许个体医生开业行医问题的请示报告》《关于加强卫生机构经济管理的意见》等政策，强调医院机构的多元化经营方式，民营医疗机构与私人诊所等崛起。

这一阶段表现为集体福利制度解体与"市场化导向"。在"自主经营、自负盈亏"的政策号召下，公立医院市场化发展趋势势不可挡。"以药养医"的政策催发的是"大处方""多检查""多程序"的医疗方式，农民医疗成本与就医负担加重。此外，一些乡镇业务能力不足、经验不善的卫生院宣告破产，甚至有些卫生院被迫被私人收购，农村医疗资源的城乡差距进一步扩大，农村医疗资源陷入更加短缺的境地。以数据来看，1978—2001 年，我国医院总床位数增加了 112 万张。其中，城市医院床位增加了 124.3 万张，涨幅为 174%，然而，农村医院床位却下降了 12.3 万张，降幅为 10.8%。农村医院床位占床位总数的比重从 1978 年的 61.4% 跌至 2001 年的 34.2%。

在市场逻辑的主导下，医疗卫生体系的发展交至市场运作，政府和社会责任的重要性逐渐减弱。然而，在具体医疗救治中，对农民来说，看病是个人和家庭的责任，1990—1999 年间，农民平均经济纯收入增加 2.2 倍，但同期人均门诊费与住院费都达到了 6.2 倍和 5.1 倍的增长，远远高于农民收入的涨幅（郑秉文等，2005）。农民普遍面临着"看病贵""看病难"的问题。

三、公益化制度设计阶段（2002—2009 年）

2002 年《中共中央 国务院关于进一步加强农村卫生工作的决定》提出建立新型农村合作医疗制度，这意味着我国农村医疗卫生制度进入重构期。2003 年"非典"疫情给社会和国家带来了阵痛，政府逐渐意识到市场导向的医疗服务供给秩序具有很大的弊端，全国人民呈现出差别极大的不公正医疗服务待遇。2005 年 5 月，卫生部副部长马晓华发表讲话，严厉批评了当时公立医疗机构的逐利倾向以及公益性淡化的现实（黎燕珍，2005）。之后，葛延风提出了医改不成功的论断，在社会上引起了轩然大波，就医难问题作为当时农民的"三座大山"不断被研究者们强调。继后，卫生部等部门也相继出台《关于建立新型农村合作医疗制度的意见》《关于加强农村卫生人才培养和队伍建设的意见》等政策，明确了对农村医疗卫生发展的倾斜，给予了农民政策优待，对进一步平衡城乡医疗具有历史性跨越的意义。

在这一阶段表现为辨晰公益性方向的阶段。民生是主要发展目标，"向公益性的回归""保基本、强基层"的政策目标不断被提及，农村医疗卫生成为我国医疗体系建设的重点工作。政府加强了市场失灵问题的诊断，强化了农村医疗的发展责任，并逐步建立了较完善的农村三级医疗卫生供给体系。

四、大健康背景下公益性的深化阶段（2009 年至今）

2009 年 3 月 17 日，《中共中央 国务院关于深化医药卫生体制改革的意见》（以下简称《意见》）正式发布。该《意见》再次重申了医疗卫生服务领域的公平与效率命题，强调了政府与公立医疗机构在人民健康维护中的职责，将公益性目标置于医疗发展的首位。另一方面，"保基本、强基层、建机制"不断被强调，农村与农民的医疗健康问题作为大健康的短板问题，被投入了更多的资源与政策支持。尤其是关于成立对农村三级医疗服务体系的建设，转变为县镇村一体化的建设，同时通过药品零差率和国家基药政策，让农民受惠。这是我国医疗公益性回归的深化阶段，无论在覆盖范围、变革深度来讲，都是新的突破。2016 年，在全国卫生与健康大会上，以及在中共中央、国务院发布的《"健康中国 2030"规划纲要》上，全民健康与人民健康被置于优先发展的战略地位，公益性医疗被赋予了更深刻的发展内涵。对互联网等技术的应用也强化了信息医疗的发展模式。

　　这一阶段是农村医疗回归公益性的深化阶段，政府将民生与人民健康作为重要的战略目标，强调与追求公平与效率的统一。政策制定更加系统化，从单向医疗政策变革走向了综合医疗政策协调推进的道路。全民医疗体系得到进一步健全和巩固，城乡居民大病医疗保险有序推进，各类医保筹资水平和保障水平也是逐年提高。

　　2016 年后，农村医疗卫生的发展成为重点任务，成为乡村振兴、共同富裕战略的重要一环。国家陆续推出家庭签约制度、双向转诊制度、优势资源下沉等农村医疗政策，以提升基层医疗卫生服务能力。并致力于探索城市医疗集团和县域医共体建设，以及互联网医疗、精准医疗、信息化医疗等多种新型发展模式，从绩效分配、人事改革、医保支付方案等多个角度出发调整配套政策，注重跨区域、跨部门、多主体参与建构的治理机制，形成新型医改格局。

第二节　微观：东县的社会文化基础与医疗体制演变

　　组织场域本身就嵌入在较大的制度和社会背景之中。对东县医共体组织场域下的社会文化基础和医疗状况的结构性把握，对探索医共体政策的适应性变革具有重要价值。

一、东县的基本情况

　　东县位于我国西北某山区，山地居多，全县县辖 16 个镇、2 个街道办事处、200 个行政村、13 个社区，常住人口 25.6 万人，在历史中曾为羌族聚集地，现多以汉族为主。东县风景秀丽，大部分地区属暖温带山地湿润季风气候，雨量充沛。东县属于山地地形，境内分为谷坝、谷地、低山、中心和高中山五个地貌类型，林业资源和水能资源较为丰富，有中药材两百余种，属于"天然药库"。同时，平原地段少，盘山路多的特殊地形导致村庄地域分布和农民居住地分散，交通便捷度、对外交流程度都远低于平原地区的农村社区，条状耕地也限制了现代化农业规模化发展，加上交通运输成本较大，导致乡镇产业发展成本高。因此，东县产业仍是以农产品及其加工业为主的产业结构。

在丰富的林业资源下，东县作为水源保护地，县域内具有污染的企业基本全部关闭，二、三产业并不发达，以县域医共体改革年的经济状况为例，2018 年东县实现生产总值 89.05 亿元，地方财政收入完成 12035 万元，其中，税收收入完成 8371 万元。农村常住居民人均可支配收入 9901 元，城镇常住居民人均可支配收入 29578 元。作为曾经的国家级贫困县，整体县域经济发展较为薄弱。

近些年农村人口流动加大。根据东县 2020 年第七次全国人口普查主要数据公报，全县常住人口中，居住在城镇的人口为 116593 人，城镇人口占常住人口 45.48%；居住在乡村的人口为 139780 人，占常住人口 54.52%。与 2010 年第六次全国人口普查相比，城镇人口增加 13697 人，乡村人口减少 66209 人，城镇人口比重提高 12.18 个百分点。基于县域内的工作机会较少，农业种植收入远低于外出务工的经济效益，很多青年劳力选择外出打工，农村留守群体较多，仍留在农村居民多以农业与兼业为主，维持着传统的生活习惯与生活方式，农业生产中的自给自足，通过将剩余农产品、家养牲畜与采集的林下资源在赶场交换以完成家庭经济积累和生活物资的补充。这种低收入的平稳生活状态是大多数山村百姓（尤其是中老年人）所习惯、接受的生活方式。

在县域医疗方面，医共体建设试点之年的 2017 年，全县有医疗机构 343 个，其中县医疗机构 3 个（县中心医院、县中医医院、县妇幼保健院），镇（办）卫生院 18 个（中心卫生院 9 个、普通卫生院 9 个），民办医疗机构三个，个体诊所 45 个，村卫生室 269 个。全县拥有床位数 1976 张，卫生技术人员 1937 人，每万人拥有卫生技术人员 63 人，其中执业（助理）医师 600 人，注册护士 673 人①。

---

① 东县人民政府：《东县 2020 年国民经济和社会发展统计公报》。

二、东县医疗的社会文化背景

羌族是我国一个历史悠久的少数民族，东县现今虽以汉族为主，但在饮食习惯、文化习俗与用药治疗方面仍能发现氐羌民遗痕。羌族医药同样有着悠久的历史。早在公元 2 世纪初，羌族人民便懂得用动物药治病，羌族医药有其独特的用药习惯，医疗技术和经验主要依靠祖传和师徒传承，即通过口传心授、脚踏手指或投师学艺、方药对换等方式传承下来。其治疗方法和工具比较简单，多采用牛角罐、针刺、火灸、推拿等。人们一旦生了病，就去求神拜佛、念经许愿、找"偏方"，有的请"端公""巫师"招魂呐喊，乞求神灵保佑。这些医疗习惯与求医传统至今仍有延续。

县境内有佛教、道教、伊斯兰教、天主教与基督教，人们视需要而臆造神灵，牛王、马王、山神、龙王、老君、鲁班、药王、二郎神、坛神、吴二爷、何大爷等，各行各业有所祀，多神信仰[①]。庙宇居多，农民素有求神拜庙、抽签问卜的行事传统，尤其在解放前，"事无大小惟彼是赖。自国家大事、地方变乱、旱涝灾害，直至家庭顺逆、个人疾病，均惟彼是问，惟彼是求。自己虽不得温饱，而酬神还愿，不敢吝惜"。[②]各路神灵不仅是职业领域内的神灵庇佑者，有很多兼管当地群众的看病医治问题，比如笔者在调研期间遇到的龙王庙会、观音庙会、二郎庙会等，兼有各路神仙弟子的看病大仙为当地患者医治。东县素有山区天然药库的称号，现有药用资源 900 余种，这些中草药资源在维护农民健康上都发挥了重要的作用，也培育和发展了当地的医疗体系。

从东县建国以来的年鉴记录来看，近十年来，该县仍延续的多发性疾病与地方病有结核病、流行性腮腺炎、手足口病、大骨节病、肠炎等。2009年起，在慢性病患者纳入基本公共服务管理后，高血压、糖尿病、冠心病与重症精神病成为统计数量最高的人群疾病。

---

① 东县人民政府：《东县县志（1993—2012）》，第 583 页。
② 东县人民政府：《东县县志（1993—2012）》，第 595 页。

三、东县医疗体制的历史演变

建国前，县内防止疾病主要依靠是中医，学医者以师带徒制世代相传，散于民间。治疗疾病施以汤药、膏、丹、丸、散，辅以针灸、火罐等传统医技。有开铺坐堂、居家诊疗、亦农亦医、游医走方等多种形式。此外，还有历史更为悠久的草药师，更无系统深层的医理，医者自采药材，不加炮制，问疾配药，配法粗放，凭经验偏方加减。巫医、看病大仙、看病大邪等也都在居民的健康管理上各凭本事、各有分工。1888 年，随着意大利神甫到东县传教，西医药才逐渐进入东县，民国时期县城内陆续设立医院，西医西药得以扩散，但并未在民间社会普及。

直至建国后，随着政权力量的参与及现代化、工业化、全球化发展的需求，西医作为"新医"扭转了我国医疗体系的变化，但被认为"旧医"的中医虽然享有与西医同等的地位，发展却受到了制约（张有春，2011）。西医学也逐渐成为东县的主流医学。政府参与了医者的培训与选拔，加大医生的培训与进修力度，举办针对不同项目与不同人才的培训班与进修班，除了师徒制的教学方式，学校培训、函授、代培等多元深造途径出现并占主导。1955 年，为了响应国家"预防为主、面向工农兵和团结中西医"的医疗原则，县政府提出"加强团结中医，学习中医，充实新医（新医即西医）"，整顿医疗系统人员，吸收民间一些散乱的中医药人员参加联合诊所和卫生所，实现中西医结合。但是，仍有很多医疗经验强的医者因种种因素未纳入体系。此时的农村地区，西医医疗资源严重短缺、中医医疗未体系化发展，都成为影响农村医疗服务能力滞后的重要因素。1966 年，毛主席发出了"把医疗工作的重点放到农村去"的指示，来自各大城市、部队与医学院校的毕业生来到边缘山区的东县，在培养当地医学人才、提升群众健康意识、解决群众疾病问题等方面发挥重要作用。1969 年全县推出合作医疗制度，推动各大队设立合作医疗站，农民只需要花 5 分钱的处方费就可以看一次病，同时发起中药水预防疾病的运动①。这段时间的医疗虽然是低水平的、以中医为主的，但是却在农村社会中激起了热烈的反响，在

---

① 东县人民政府：《东县 70 年》，第 206 页。

笔者的访谈中，至今都有很多村民赞叹这个阶段中医疗服务的公益性对群众健康的重大价值。

改革开放后，市场化下的医疗机构日益成为逐利性主体。东县甚至出现了乡镇卫生院由个人诊所收编的案例，1984 年，村卫生室也在整建中采取了"集体和个人承包"的模式和"谁看病谁出钱"的办法。随着家庭联产承包责任制的实施，由集体负责下的医疗服务产品也被传递给家庭与个人承担，医疗机构转变为商业化、市场化的商品供应商，农民看病难的问题凸显。1980 年 8 月，东县成立了东县卫生局，为县政府管理全县医疗卫生行业的工作部门。在国家政权的干预下，人们的健康状况显著改善，全县婴幼儿死亡率相比于建国初则下降至 1984 年的 48.09‰[①]，全县人均寿命已由建国初的 36.5 岁延长至 1988 年的 65.4 岁[②]。

2002 年，我国新型农村合作医疗制度的提出标志着农村医疗体系的重构。农民与农村的医疗卫生体系建设遇到新的转折期，政府将县城医疗机构之外的医疗体系建设作为重点推进。2005 年，东县开启 16 个乡镇卫生院建设，2006 年开始实施新型农村合作医疗制度，2007 年启动乡镇卫生院体制改革，本着"突出基层卫生院的公益性"，按照"保基本、强基层、建机制"的总要求，着重解决群众看病贵、看病难问题，主要措施是把乡镇卫生院在编的所有医护人员工资纳入财政全额预算给与保障，并允许卫生院把纯结余的 60%用作医院发展基金后，其余 40%用于医院职工的绩效考核奖励。2008 年，县政府印发《东县村卫生室规范化建设实施方案》，将全县269 个行政村卫生室建设为四室分离式规范化卫生室。同年 7 月，卫生系统财政投入由之前的 61%变为全额供养的 100%。2009 年初，东县实行绩效考核制度，公立医院展开医药体制改革，废除"以药养医""以药补医"模式，推行基本药物"三统一"制度。同时，还开展了卫生爱国运动，治理防控污染，农村全面推广以改水、改厕、垃圾深埋为主的清洁工程。在这段时期，也就是 21 世纪的前十年，县级医院向乡镇卫生院大量吸纳人才，用县卫生局局长的话说"是乡镇卫生院培育了县级医院"，在表 2-1 中，从 1993

---

① 东县人民政府：《东县县志（1993—2012）》，第 126 页。
② 东县人民政府：《东县县志（1993—2012）》，第 4 页。

年到 2012 年，东县医疗单位卫生技术人员发生较大变动，县级医疗机构增加 162 名专业技术人员，乡镇卫生院则减少 48 名专业技术人才，乡镇卫生院流失的人基本为医院骨干人才，且几乎都流向了县级医疗机构。2006 年，随着省人才振兴招聘计划的实施，农村各层级医疗机构的医疗人才都实现了快速增长，农民健康得到进一步保障。

表 2-1　1993—2012 年农村医疗人才分布情况

年份	县级医疗机构（人）				农村医疗机构（人）	
	总计	县中心医院	县中医医院	妇保院	乡镇卫生院（26 家）	村医
1993 年	246	155	61	30	404	361
2012 年	408	242	114	52	356	—
2019 年	—	524	350		409	401

数据来源：本书整理，横线部分为未采集到的缺失数据。

四、东县医共体的起源与发展

（一）起点：县镇村医疗一体化建设

2013 年 11 月 11 日，东县发布了《东县医疗服务县镇一体化改革试点工作实施方案的通知》，确定了县中心医院（二级甲等综合医院）对川木镇卫生院（乙级卫生院）实施托管形式的县镇一体化改革试点。确定县中心医院按照了"三统一、三不变、三加强"（人员管理、财务管理、医疗业务统一；机构设置和行政设置、镇卫生院功能和任务、财政投入供给机制不变；加强组织领导、工作措施、检查考核）要求，把县级卫生院和镇卫生院医疗卫生服务连为一体。与 2018 年县域医共体的"三不变、六统一（新增统一机构管理、药械管理、绩效考核）、三加强"来看，县中心医院对川木医院的托管，东县医共体建设开端。2013 年的县镇一体化改革试点纳入医改范畴，作为提升基层医疗卫生服务能力的一项重要改革措施实施后，才被重视起来。但是这个医共体建设的开端，也并不全是受政策推动，也是社会倒逼的结果。东县卫健局林局提道：

"2012 年，在东县相邻县域的旅游小镇中，有个来自东北的老总受邀旅游，旅游时突发心梗，但是这个旅游小镇的卫生院只有门诊服务，只能接诊一般的流感，医疗服务能力过低，无法接诊救治这个病人，而这个乡镇距离县医院有 100 多公里，山区地形交通也不是很便利，这位老总在赶往县医院的途中便去世了，老总的家人特别生气，便将这个县的旅游局给告了，胜诉后得到了赔偿款 40 余万。这个事件虽然解决了，但是产生了很大的负面效应，县里、市里对这个事情都很重视。而我们托管的川木镇和那个旅游乡镇的处境差不多，距离县中心 108 公里，属于山区偏远地带，镇卫生院医疗服务能力弱，老百姓就医难问题突出，难以处理游客的健康危机事件。既然有了前车之鉴，我们就不能再发生这样的事情了，经过县委领导和局领导的讨论后，正好借着市里推出的县镇一体化政策，在川木镇卫生院搞了一个试点。"（访谈资料 X01，男，政府官员）

2012 年，川木镇卫生院为乙级卫生院，有 12 个事业编制人员，在岗人员只有 6 个，而这个医务人员的数量，从 1993 年维持至今[①]。通过医疗服务县镇一体化试点，2013 年 11 月，川木卫生院挂牌县中心医院川木分院，由县中心医院进行管理领办，推行完全托管形式的医疗服务县镇一体化改革，县中心医院的两名主任医师在川木卫生院担任执行副院长和副院长。经过近三年的"帮扶带教"工作，2016 年，川木卫生院门诊量为 2.9 万人次、业务收入为 130 万元，分别比托管前增长 480%、270%，住院病人近200 人，各项数据指标达到甲级卫生院水平[②]。但是，用当时县卫健局局长的话说"2013 年的托管试点虽然有成效，但缺乏突破性的进展"，真正的县镇一体化需要从 2014 年谈起。

（二）发展：川木镇卫生院的地方试点

2014 年 3 月，东县卫生局发布了《关于印发东县 2014 年二级医疗卫生机构对口支援乡镇卫生院实施方案》的通知中，包含县中心医院和县中医

---

① 根据东县政府材料记录，1993 年，川木卫生院 12 个卫生技术人员，床位 12 张，村医有 6 个。
② 国家统计局：《2018 年中国统计年鉴》，第 278 页。

院在内的两个县级医院对四个乡镇卫生院进行托管、帮扶，开展挂职业务副院长和"技术项目培育制"工作，引导县级优质医疗资源到农村服务，帮助乡镇卫生院提高管理能力和服务能力。在 2014 年间，县中心医院加大了对川木卫生院人力、技术支持力度，先后派出 3 批 9 人次进行了长达 6 个月对川木卫生院的帮扶，使其开展新业务 2 项[①]，其门诊人次、住院人数、手术例数、抢救成功率等各项指标均明显增加，川木镇卫生院业务收入较去年同比增长达 50%以上，卫生院内涵质量明显提升[②]。2015 年，县中心医院的急诊科主治医师担任川木卫生院的副院长，共下派了来自内科、儿科、影像科在内的共计 6 名主治医师或住院医师，这 6 名医师支援时间最短为 3 个月，最长为 1 年[③]。经过相关帮扶工作川木镇卫生院的医疗服务能力实现了跨越式提升，社会反响热烈。

在托管川木卫生院富有成效后，2017 年 5 月，根据《国务院办公厅关于推进医疗联合体建设和发展的指导意见》（国办发〔2017〕32 号）精神，成立了东县医共体建设工作领导小组。其中，由县委常委、县政府常务副县长担任小组组长，县政府分管医疗卫生工作的副县长担任副组长，办公室设在卫健局，卫健局局长和副局长分别兼任办公室主任和副主任。并颁发了《东县医疗共同体建设和发展实施方案（试行）》，确定了三甲县级公立医院托管 11 家卫生院，其中县中心医院托管 5 家，中医医院托管 4 家，妇幼保健院托管 2 家。而管理办法"三统一、三不变、三加强"保持不变。

（三）定型：全国医共体试点的建设契机

2018 年，在东县医共体建设方案中，托管卫生院覆盖 18 家卫生院，管理方式更加深化，变为了"三个不变、六个统一"，新增的"三个统一"为统一机构管理、药械管理、绩效考核统一，"三加强"改为加强组织领导、强化部门协作、严格检查考核。主要任务上也有了更明确、更清晰、更丰富的变化，由之前简单地加强基层医疗卫生服务能力的目的扩展到建立医保基金预算包干、有序双向转诊、全面开展家庭医生签约服务、基层医疗业务协同发展、推进基本公共卫生服务。

---

① 东县人民政府：《在全县医疗服务县镇一体化工作推进会议上的讲话》，2015 年 6 月。
② 东县中心医院：《2014 年对口帮扶镇中心卫生院工作总结》。
③ 东县中心医院：《2015 年对口支援乡镇卫生院实施方案》。

从 2013 年开始推行医疗服务县镇村一体化改革，以二级医疗服务机构对口支援乡镇卫生院的方式引导优质卫生资源到农村服务，通过培训、带教、进修、帮建等手段实现基层医疗服务能力的提升。在推行范围内，由 2013 年的一个乡镇试点延伸到 2014 年的 4 个乡镇，再扩展至 2017 年的 11 个乡镇，直至 2018 年国家紧密型县域医共体的建设契机，实现了 18 个乡镇全覆盖。

医共体实施以来，从镇村医疗卫生建设情况来看：一方面，实现了人才和技术等资源下沉。县级医院累积选派 22 名骨干医师到乡镇卫生院担任业务副院长、下派技术骨干 400 余人次，带动分院开展新技术新项目 26 个，在分院建立名医工作室 17 个、村卫生全科医生工作室 23 个，培训卫生院院长、骨干医师、村医等 2400 余人次；组建由县级医院医师、乡镇卫生院医师与村医的"1+3+1"家庭医生签约服务队 200 个，实现签约率与服务率 100%[①]；累积投入 948 万元，新建和改扩建镇（办）卫生院和村卫生室。另一方面，实现了"利益"下沉，让利于民。全面落实"三统一"制度，零差价销售 100%，城乡居民合作医疗保险参合 100%，并对贫困人口参合个人承担费用实行财政全额补助。到 2019 年底，全县医疗机构业务收入较改革前上升 26.25%，县域内就诊率达 90.7%；统筹区域内住院实际报销比例达 81.39%，药品零差价销售率 100%，家庭医生签约服务率 100%，高血压、Ⅱ型糖尿病患者规范管理率分别为 80.6%、78.42%。老百姓在疾病防治与健康管理获益[②]。

第三节　农村医疗政策的变迁与走向

一、市场与政府对立的发展历程

纵观中国与东县医疗卫生政策的变迁史，从建国初期"穷得很平等"

---

① 来自东县人民政府与卫健局的汇报材料。

② 东县卫健局：《牵好支付方式改革"牛鼻子"驱动东县县域医疗健康服务高效运行》（汇报材料），2020 年 6 月。

的卫生医疗状态，到计划经济时代"大包大揽"的单位制改革，再到改革开放时期逐渐驱利、市场化、营利性的发展趋势，再到走向公益性的新医改。医疗政策似乎在"政府"和"市场"、"公益"和"盈利"间摇摆。然而，医改作为"世界性难题"，每次改革都并不十分顺利。在以往的研究中，研究者们常常在"政府失责"和"市场失灵"间寻找改革不顺畅的原因。

坚持"市场派"观点认为：公立医院具有所有公办服务的典型问题，即效率低、资源利用率低、生产力低，缺乏对患者需求的反应，容易造成资源浪费，甚至有时存在欺诈和腐败等（普力克等，2011；朱恒鹏等，2014；赵云，2018）。医疗资源行政化分配的特点导致越基层的医疗机构得到的医疗资源日益匮乏，仅有的少量医疗技术人才也由于待遇偏低而向上流动，医疗服务能力处于弱势地位（蒋春灵等，2018）。而由于公立医院的垄断地位，导致医疗机构有更大的执行空间，可能会将利润成本的来源转嫁到患者身上，加大患者医疗费用负担（朱恒鹏，2011）。因此，医疗供给失衡问题是由于市场参与不足，政府过度参与。

然而，"政府派"的人则认为医疗服务供给问题的根源在于政府失职和市场失灵。医疗机构一味地追求收益的最大化，医疗费用快速上涨，损害了医疗服务的可及性，基本医疗服务分配的"欠公平"和广大群众的"看病贵"突出（王绍光等，2005；李玲，2017；王韬等，2012）。

不可否认的是，两种观点在解释医疗机构在服务供给困境中具有合理性，虽有分歧，可以肯定的一点是政府与医疗机构在医疗服务供给中产生了一系列的矛盾，并且过度行政化和不良的市场化特征都影响着农村社会的医疗公正问题，农村社会在医疗资源、医疗服务能力和农民维护健康等方面都表现出与城市医疗更大的不公正差距。

二、农村基本医疗服务的公益性发展定位

无论社会如何发展，医疗服务体系都应该体现公益性目的。在计划经济时代，农村医疗服务供给的方向是公共性。改革开放后医疗服务市场化转向导致医疗机构走向自我创收和盈利的道路，逐渐偏离了公益性方向，政府在强调医疗服务向公益性回归的过程中又与市场机制下的医疗机构展开博弈。在当下健康中国的战略中，其关键任务是要建立一个强有力的基

层医疗卫生服务体系，这是新医改中"强基层"任务的重要举措，也是推动农村基本医疗服务走向公益性的关键一环。

2016 年，习近平总书记指出："要坚持基本医疗卫生事业的公益性，不断完善制度、扩展服务、提高质量，让广大人民群众享有公平可及、系统连续的预防、治疗、康复、健康促进等健康服务。要坚持提高医疗卫生服务质量和水平，让全体人民公平获得。"农村医疗服务机构要重返公益性本色，确保医疗服务在农村社会的公正性供给，把健康公平放在突出位置，确保全体公民享受基本的、连续的、有效的医疗服务供给。

在医疗体制改革历程中，政府与医疗机构在行政与市场、公益与自主之间不断摇摆的进程表明农村医疗服务的公正性目标难以实现。基于当下"大健康"的发展战略，以及基本医疗卫生事业公益性发展定位，作为解决农村医疗公正问题的医共体政策出台。

三、医共体能否实现公益性发展

医共体政策为多元主体提供了一个以利益调和为基础的医疗服务供给平台，试图在行政与市场、公益与自主之间达到一种平衡，以实现农村医疗服务递送体系的良性运转。在这项改革中，针对行政型医疗服务系统和医疗服务供给中不合理的市场化等问题，医共体强调政府部门放权于医共体成员单位，形成医院自主发展机制。而面对"过度市场化"的医疗机构，通过医保支付方式的改革与明确医共体成员的经济激励机制等，来优化医疗服务供给的公益性。由此，县域医共体建设为农村医疗服务的公正性供给提供一种现实的解决方案，也被赋予了过多的期待：有助于促进优势医疗资源下沉基层、整合农村医疗资源以及对全县医疗资源的最大化利用，提升农村医疗服务能力、医疗资源的利用率、经济与距离的可及性、公平性，实现医疗服务的连续、整合和协同发展，以及有序的分级诊疗格局（郑大喜，2011；姜立文等，2014），并在夯实县域基础、提升农村医疗服务能力方面起着关键性作用（郁建兴等，2020）。

那么，医共体真的能实现这样的期待吗？在具体的实践中是否能真正平衡市场与政府的争端？作为国家医共体建设的典型示范——东县医共体，是真的建成了医共体并推动农村医疗服务的公益性供给吗？为回答这些问题，本书将分析重点放于具体的政策执行过程，即政策执行的适应性变迁。在此之前，我们需要对东县医共体的政策设定进行介绍，为政策变迁行为做出参考。

第三章　东县医共体的政策设定

第一节　医共体简介

　　医疗改革向来被称为"世界性难题"，国家之间的交流与学习占有着较重要位置。国际上，许多国家都发展出较为成熟的医疗整合实践模式，并取得了很好的成效。比如英国将全国划分为"十大医疗服务战略区"，建立了整合型的国家卫生医疗服务体系；瑞典则在不足 500 万人口的基础上，划分了医疗的"三大战略区"[①]。

　　在国际医疗纵向整合的背景与我国长期农村医疗资源难以平衡的发展困境下，2016 年国家卫生计生委发布《关于开展医疗联合体建设试点工作的指导意见》（国卫医发〔2016〕75 号），明确支持我国各地区积极开展医联体与医共体建设。2017 年 4 月，国务院办公厅发布了《关于推进医疗联合体建设和发展的指导意见》，医疗联合体是在"我国优质医疗资源总量不足、结构不合理、分布不均衡，特别是仍面临基层人才缺乏的短板"的背景下的一种制度创新[②]，进一步明示了不同形式的医联体在地区社会发展中的重要价值。我国目前的医联体形式主要表现为四种：医疗联合体（医联体）、医疗共同体（医共体）、专科联盟、远程医疗协作网。在城市社会，鼓励多层级医疗机构共建医联体，在农村社会，主要是由县级公立医疗机构带领建设医共体，致力于以新的机制建设改善农村的医疗卫生状况，解决农村医疗资源不公正的社会现实。其中，医共体作为医联体在农村社会

　　[①] 申丽君、黄成凤、李乐乐：《县域医共体模式的探索与实践——以安徽省天长市为例》，《卫生经济研究》2018 年第 12 期。

　　[②] 国务院办公厅：《国务院办公厅关于推进医疗联合体建设和发展的指导意见》，2017-4-23，https://www.gov.cn/zhengce/content/2017-04/26/content_5189071.htm。

的服务模式被各级政府加以重视。至 2019 年，国家卫生健康委、中医药管理局发布的《关于推进紧密型县域医疗卫生共同体建设的通知》确定了 567个国家级紧密型医共体建设试点县，东县就是其中之一。

　　医共体是指通过纵向整合县域农村三级医疗卫生资源，建立以主体利益为纽带、以医保支付为杠杆、以医疗服务提升为支撑、医防结合、协同互动的整合型医疗服务系统（尹红燕等，2017）。它是由县级公立医院作为龙头医院，与农村中的乡镇卫生院及所辖的村卫生室组建的整合型医疗服务供给组织。

　　2017 年 5 月，在国家政策的指导下，东县政府成立了由县政府多成员部门组成的医共体建设工作领导小组，领导小组下设办公室并设在卫健局，由卫健局医改办公室负责。2018 年 4 月，东县根据 5 年县级医院对乡镇卫生院的对口支援的经验，推出了《东县紧密型医共体建设实施方案》，依托两个二级医院、按照"优势互补、双向选择、自愿结合、合理确定"的组建原则，分别形成了由县中心医院与 10 家卫生院及所辖村卫生室组建的医共体A，和由县中医院牵头与 8 家卫生院及所辖村卫生室组建的医共体B。两个医共体覆盖所有镇（办）卫生院，建立起县镇村一体化运作的整合型医疗卫生服务体系（如图 3-1 所示）。

　　据图可知，在东县医共体建设与执行中，主要涉及三类组织或主体的参与，负责医共体治理的县级政府及相关部门，负责农村医疗服务供给的医共体成员单位（三级农村医疗服务机构）及医者群体，以及作为医疗服务接收者的农民。在医共体内部，农村三级医疗机构不再是独立的组织，不同医疗机构间实施垂直管理，其特征是医共体内部人、财、物统一，各组织机构间紧密关联。而在三类主体之间，尤其县级政府与医共体之间，也表现为上下级的垂直管理关系。

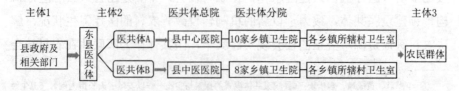

图 3-1　多元主体参与建构的东县医共体

第二节　东县医共体的实施路径

东县医共体充分利用县级医院管理、人才、技术和资金优势，带动镇（办）卫生院协同发展，以促进基层医疗卫生工作制度化、规范化、科学化发展，提升农村医疗服务能力和技术水平，实现"预防在基层，小病不出镇，大病不出县"的改革目标。按照《东县医共体建设的实施方案》，医共体主要的管理方式是按照"三个不变、六个统一"的原则来执行。即各级医疗机构设置和行政建制不变；镇（办）卫生院功能和任务不变；财政投入供给机制不变；统一机构管理、人员管理、财务管理、业务管理、药械管理与绩效，以此来形成责任共担、利益共享的县镇村三级医疗卫生的利益共同体、责任共同体、服务共同体、发展共同体与管理共同体。主要在以下几个方面做出了重要调整：

第一，明确权责：县级政府放权让利，推动医共体内部管理自主。

政府部门放权于医共体成员单位，地方政府部门主要拥有对医共体的考核权和监管权，县卫健局负责对医共体的运行情况、依法执业、医疗质量安全、公共卫生工作实施监管和考核。而医共体内部形成医院自主发展机制，即医共体总院（县级医院）对于医共体分院（卫生院）的人、财、物实施全面管理，包括人事、财务、业务、药械、绩效、公卫、资源配置、健康服务等多方面实行统一管理，尤其在人事方面做出重大改革，总院具有人事自主权，分院院长由总院考察任免，县管乡用。在一定程度上有助于缓解医疗建设过度行政化的问题。

第二，医保统筹：巧用人头付费与医保结余留用机制，促进医共体内部激励与利益共享。

医保基金预算包干机制作为主要抓手和杠杆在此医共体改革中发挥重要作用。东县医共体实施政策明确表示对医共体实行医保基金按人头总额预算包干的自付方式，健全"结余留用、合理超支分担"的激励约束机制以及医疗费用控费机制。新农合按不超过当年筹资总额的10%提取风险基金和按人头提取门诊费用以及大病保险基金后，剩余基金按不低于95%作总预算，交由医共体总院包干使用管理。在医共体运营管理后，经考核后，各医共体医保包干基金结余部分的80%由总院、分院、村卫生室按6：3：1比例自主分配；允许医共体的医疗服务收入扣除成本并按规定提取各项基金后，收支结余部分的70%纳入员工绩效分配；对于考核结果为优异的医共体，政府对其总院和分院的相关管理人员进行二次绩效分配（共计30万左右）。此外，各镇（办）卫生院的绩效由总院统一考核，薪酬由总院统一分配。以"多劳多得、因岗定薪、岗变薪变、优绩优酬"为原则，调动医务人员积极性和优质资源下沉，收入分配向基层人员倾斜，向临床一线、关键岗位、业务骨干和突出贡献人员倾斜。比如，医共体在县城与乡村间双向流动的医务人员，除了享有总院绩效分配外，同时享有分院绩效分配，提供给医疗机构人员更多透明的利益发展空间。这一举措重在引导市场化力量的合理使用。

第三，资源整合：纵向合作，横向竞争，构建县镇村一体化的医疗服务体系。

从纵向来看，通过县镇村资源一体化实现动员，有利于全县医疗资源的有效利用。从横向来看，在整个县域建立了两个具有竞争性质的医共体。医共体内部实现人、财、物的统一管理。在人员管理上，建立双向流动的人员管理机制，即医共体内实行人才统一招录、统一培养、统一调配使用，人员双向流动不受限制，促进人才向下流动。统一财务管理，各卫生院的财务、财产统一归并入医共体总院，分开建账、独立核算。统一业务管理，各卫生院的医疗业务由总院统一管理，分院相对独立承担相应的医疗责任。统一药械管理，医共体内药械由总院统一管理，调剂使用。

第四，能力提升：结对帮扶，多项目能力提升，医防融合式发展。

卫生院作为县级医院的分院，总院对其医疗服务的生产负有责任。一方面，从提升农村医疗服务能力上入手，实行了"上派与下沉"的人才培养机制，即总院将本机构的医疗人才派到分院带教、指导，分院上派医务人员到总院学习、培训，在维持医疗机构人员平衡的基础上提升农村医疗服务能力。此外通过学科带动、"传帮带"、学徒制等多种方式来提升卫生院和村卫生室解决常见病和多发病的能力。另一方面，多措并举开展"以健康为中心"的、连续的、全生命历程的医疗服务，通过家庭医生签约、医疗服务与公卫服务相结合的方式推进医防融合，组建由县级医师、卫生院公卫医师与护士、村医形成的家庭医生服务团队，农民的健康服务更加体系化。

我们看到的医共体政策，巧妙地运用医保支付方案的改革来实现人民满意、医院满意。由农民和国家筹资的医保基金相当于按人头"包干"给医共体，在医共体履行对农民的健康照护责任后，剩余基金部分归其所有。在理想的状况下，医共体想要得到更多的剩余，最根本的方案是农民越健康越好，只有农民少生病、少治疗，医院的业务量变少、绩效收入反而越高，在这种情况下，医院的发展重点在于个体疾病的预防和康复。这种行为逻辑将人民健康与医院收入挂钩，打破了以往业务量与医院收入挂钩的供给机制，但这需要一个长远时间的调整。从现实角度出发，短时间内对医共体最有益的方案是利用"越低层级医疗机构对同病种治疗消费越低"的原则，提升低层级医疗机构的医疗服务能力和供给水平，实现分级诊疗，将底层医疗机构能解决的疾病留在底层看，以此节留资金。因此，在医共体的建设方案中，提升农村医疗机构的医疗服务能力和对农民健康管理成为发展重点。

从制度设计来看，政策的出发点是"强基层"战略下以农民利益为主的调整，一方面，农民在家门口以一级服务的价格享受二级医院的医疗服务，降低医疗成本，有利于实现医疗服务的经济可及与距离可及；另一方面，享受家庭医生服务团队的健康管理与监护服务，享受基层首诊，有序、优先转诊，以及全程、连续的医疗服务。

第三节　关于"结构性"与"主体性"的政策设定

医共体建设并非单独的一个政策安排，其在地方社会执行时涉及医疗机构管理、医疗服务、医保、医药等多个面向。本书通过对东县医共体建设的相关文件①进行文本分析，从结构性和主体性两个层面出发，对东县医

---

① 包含的文件有：《东县医共体建设工作领导小组的通知》《东县医共体建设实施方案》《东县医保基金支付改革方案》《东县医共体建设实施步骤计划的通知》《东县医共体人事管理办法》《东县医共体建设督导工作的通知》《医共体总院派驻分院医务人员管理办法》《东县医共体医疗业务管理办法》等。

共体政策进行了全面梳理。如表 3-1 所示。

表 3-1　东县医共体在结构性与主体性层面的政策设定

两个面向	具体层次	基本构念	具体政策设定
结构性	宏观层面	制度层面	形成系统的、配套的东县医共体相关政策。
		组织结构	统一机构管理，形成同一组织内的"共同体"：各镇（办）卫生院加挂县级医院分院牌子，分院作为总院的"科室"部门存在，分院院长由医共体总院任免并按程序报备，分院发展由总院统筹规划。
		社会文化结构	未明确涉及。
	中微观层面	权力结构	行政放权至医共体成员单位，医共体总院实行人、财、物统一管理。
		任务目标	①建立医保基金预算包干机制：对医共体实行医保基金按人头总额预算包干支付方式； ②有序实施双向转诊机制：卫生院确需转诊的患者，由县级医院为其提供优先转诊、检查、住院等服务；针对从县级医院下转的患者，由县级医院派原经治医生跟踪指导后续诊治工作； ③全面开展家庭医生签约服务，组建家庭医生服务团队，为辖区居民提供常见病、多发病诊疗，慢病随访，就医指导与转诊，基本公共卫生服务及健康管理等全科服务； ④促进基层医疗业务协调发展：保障农村基本医疗服务供给，培养分院新业务和新技术，推动中西医结合医疗服务，推行医共体内机构检查结果互认，促进优质医疗资源共享与下沉，开展远程会诊； ⑤扎实推进基本公共卫生服务：公共卫生工作作为卫生院和村卫生室的重要任务要做实做细，努力让群众不得病、少得病、少得大病。
		激励结构	①县委政府与卫健局主要领导：全国医共体建设样本下的"政治激励"； ②医疗机构与医生群体：医保结余基金的"绩效激励"，医务人员双向流动的"晋升激励"，农村医疗机构与医务人员业务提升的"经济激励"； ③农民群体："花少钱看好病"——设置医疗机构层级间差别化的报销机制，在越低层级的医疗机构就医报销比例越大；慢病补助政策的优待等；通过县级医务人员的下派帮扶，农民可以在一级医疗机构享受二级医疗服务等。

两个面向	具体层次	基本构念	具体政策设定
主体性	主体利益		原则：假设了各主体对医共体制度的完全遵循，并未针对不同主体利益的博弈与互动而进行利益协调机制的设立。 ①县级政府：公共利益的代表者； ②医疗机构：公益性服务的供给者； ③农民群体：让利于民（医保可报销、药品零差率、家庭医生健康管理）。
	主体身份及内容		①县级政府及官员：管理者——行政权力——医共体治理； ②医疗机构与医生群体：医疗服务供给者——专业权力——医疗服务生产； ③农民群体：医疗服务接收者——就医选择权力——被动遵循医共体规则选择就医。
	主体能动性与创造性		未明确鼓励各主体的创新行为，但各主体均有一定的行为空间。 ①县级政府：东县医共体具体实施方案的制定，政策执行中的自由裁量权； ②医疗机构与医生群体：医共体内部管理与医疗服务供给中的绝对话语权； ③农民群体：就医服务的自由选择权，可以选择医共体内部的医疗服务，也可以选择医共体外部的医疗服务。

资料来源：根据《东县医共体建设文件汇编》整理。

　　我们发现，关于医共体的政策设定多集中于"结构性"层面的设计，比如强调系统化的医共体政策制定、构建县镇村一体化的整合型医疗机构方案，并通过具体的权力配置的调整、任务目标的细化，以及激励结构的动员等来促进医共体政策能够真正执行与落实。在县级政府、医疗机构与医生群体，以及农民群体参与政策执行的"主体性"层面，并未存在对不同主体利益互动与博弈的协调机制，无论是对县级医院对乡镇卫生院"帮扶带教"责任的强调，还是对卫生院"作为县级医院的分院"的配合，甚至是在关于医共体建设不同部门（如卫健局、医保局、人社局等）的工作安排与联动配合等方面，都是以"任务与考核评估内容"的方式进行分工。

　　也就是说理想中的医共体政策执行存在的基本设定是：假设了各主体

对医共体制度的完全遵循和各主体所代表的基本立场，即县级政府是公共利益的代表者，医疗机构的公益性发展定位，以及农民对医共体政策红利下的主动就医选择。主体身份作为体现主体能动性的载体在医共体政策中并有具体设定，但是作为承担医共体治理的县级政府及官员、作为医疗服务供给者的医疗机构与医生群体，在其优势权力资源背景下，他们都拥有自主行动的表达空间。

总体而言，在东县医共体关于结构性与主体性的政策设定中，我们能够看到当下医共体改革仍是以结构性调整来解决医疗服务的公正性供给问题，从对主体性层面的设定可以看出，不同参与主体仍有一定的主体性发挥空间，但在政策设计中却并没有体现出对主体性积极功能发挥的鼓励与支持，并假定了各主体对政策设定行为的遵从，或者假定了政策设定的结构性调整对主体间利益博弈与冲突调整的有效性。

那么，在医共体政策执行中，是否会发生偏离政策设定的变迁行为呢？医共体政策中的结构性与主体性设定在政策执行中又发生了哪些变化呢？对此，我们从三个主体的政策执行行为进行观察，并探讨其适应性变迁行为的发生机制。我们将视野集中于在医共体组织场域内能对各主体行为活动进行监视的"治理系统"，也就是县级政府在医共体政策执行中的主要面向。

第四章 治理系统：医共体治理过程的观察

在政策执行的实践中，如周雪光等人（2009）所述，众多利益诉求不同的个体组成，其行动既受个人利益驱使，也受制于组织内部的规章制度和结构安排。地方政府的治理逻辑是动态变化的过程，医共体政策的执行也表现出分层特点。地方政府的观念与行为并不是单一"结构性"或"主体性"影响的结果，而是在"结构性"和"主体性"中的调和行为。接下来的两章，我们将对地方政府在整个医共体建设中的治理状况进行阐述。在此之前，我们需要对县级政府参与医共体治理的基础内容进行基本概述。

第一节 治理基础

一、医改治理

我国医疗服务供给系统的行为与管理行为都受政府的影响。在计划经济时期，公立医疗机构作为公益性事业单位接受政府部门的高度行政化管理（朱光明，2014；朱恒鹏，2017；王韬等，2012），受雇于国家的医务人员以及公立医院，在一定程度上被赋予了的科层组织权力（冯磊，2017）。改革开放后，医疗机构的行政化并未有所改变，反而在市场化的浪潮中凸显了市场化倾向。在财政分权制度改革后，地方政府成为公立医院的主要责任人，经济增长成为地方政府的主要发展目标，政府对卫生系统投入减少，医疗机构的生存与发展转为以自身创收为主。公立医院组织表现为兼具市场与行政特点的怪异性组合（顾昕，2008）。

从 20 世纪末开始，在政策理念层面，两种意识形态驱使形成了围绕着医疗应由国家提供还是市场提供的大辩论。针对这些问题，政府与一些研究者多强调从制度层面进行纠正与发力，比如国家陆续出台了公立医院管理制度、医药制度、医保制度、医疗控费、分级诊疗制度等，对农村医疗资源进行再分配，试图以"公平"的医疗政策来平衡医疗资源的不公平分配。

此外，也有很多研究者注意到中国医疗资源相互冲突的治理结构始终是一个关键问题，并从当下的科层体制的运作逻辑层面对政府医改治理行为做出剖析。能够得到较多认同的观点是：我国现存体制有着高度分散治理的特点，在实现分权制衡、分散约束与改革契机的挖掘方面具有显著优势，但是它也影响甚至妨碍着政策联动与政策落实，这在医疗卫生改革中尤其明显。在医疗卫生改革中，相关涉医部门众多，往往由不同的领导者分管不同的相关职能部门，导致利益冲突明显，政令不一、背道而驰的改革制度及措施经常出现，医改领域"九龙治水"问题非常突出。因此，我国中央及地方政府在医改治理中将横向协调与纵向配合作为医改工作的难点。

面对这样的难题，一方面，以整合、统筹为重点医改协调机制，即医改领导小组在中央和地方一级建立，这在横向部门间的协调机制中发挥重要作用。另一个机制创新就是中央与地方之间建立的契约责任制，对稳定和推动整体性的医疗改革发挥了作用。2012 年，中央政府强调建立健全责任制和问责制，要求国务院医改办与各省（区、市）医改领导小组签定责任书，明确了各省（区、市）政府主要领导对本地区医改工作负总责，分管常务工作和卫生工作的领导具体抓，形成各成员单位分工负责、密切配合的强有力实施机制，并要求各有关部门、各省（区、市）要层层分解任务，层层落实责任①。正是这样的契约，疏通了不同层级间的连环责任链条机制。在东县，这样的契约责任关系甚至从县级政府部门扩展到卫健局局长与县级公立医疗机构、卫生院之间，通过组织结构的系统化来明确了各层级行动组织的主要工作和考核机制，实现了纵向的协调和联动。

但是，在这样的医改治理结构中，即使有负责横向协调的改革领导小组有一定的财政激励和晋升激励，他们的决策与执行行为也受任期制下人

---

① 国务院办公厅：《关于印发深化医药卫生体制改革 2012 年主要工作安排的通知》，2012-4-4，http://www.gov.cn/gongbao/content/2012/content_2121700.htm.

员变动的影响，以及领导小组的偏好结构、注意力投入和权威力结构。所以，该小组在横向协调作用的发挥中具有较大的不稳定性。在纵向联动中的契约责任制也有可能造成"以事为本"政策执行方式，以及行动目标的短期化和非连续性（王汉生等，2009）。

此外，"试点"是通过局部试验进而向整体推广的渐近线改革治理方式（陈那波等，2017），是中国改革成功实践中的重要方法，相对于其他政策的执行，它为地方政府带来更大的治理与创新空间。在以往研究中，有研究者就曾指出，地方政府的弹性治理空间在很大程度上是由"结构性"要素引起的，即在制度化、组织化的运作程序中不断建构的。"正式化运作"方式是试点探索中，地方政府能够进行"制度创新"的主要内容（施芸卿，2019）。试点已经成为中国改革的重要程序，政策企业家在其中起到了重要的作用。好的政策企业家需要善于发掘问题并有很好的沟通能力，有能力整合多方权力，并建立有效的政治战略联盟（岳经纶等，2017）。这些特点有助于试点在既有的政策的体系内得到推广。不过，目前试点的做法是多地选点，在成功案例中选取最好的案例进行推广。因此很多国家试点的地方政府会极力培养管辖范围内的优秀试点作为推广的范例和典型。比如福建省三明市的政策企业家在重新调整旧有利益格局和推进新医疗改革政策的重要作用不断被提及。逐渐地，医改中的"个人特质"同"结构条件"对政策创新成功的重要作用被重视。

二、组织结构与制度环境

如马克思所述，人创造环境，同样环境也创造人（马克思等，1995）。人们创造出成体系的、完备的、连续且稳定的组织结构与制度结构来形成一个规范不同行动者与组织的行为秩序的环境。而制度则是人与人的关系的规范体现，它直接地规定了人与人的关系，内涵了人与人在社会行为中的权利和界限，也间接地规定了人与物的关系（王先明，2009）。因此，这些结构性的组织和制度又影响了主体的适应性调整行为。比如，现行的干部管理制度具有两个显著特征：一是对直接下属实施严格的控制，二是对社会压力保持实质性的主权。这种制度设计导致了政策执行过程中的选择性现象。官员们能够利用他们对人员的权力，诱导下级干部执行不受欢迎的政策（凯文·奥布莱恩等，2017）。

（一）作为科层组织的治理单位

在基层社会的县域治理中，面临复杂的治理事项，县级政府拥有科层组织具备的优势特点，即通过合理的专业分工，实现技术化、去人性化、规则化、事本化治理，能够客观、有效地处理复杂的日常事务，履行地方政府的职责。可以说，县域内大大小小的治理事务，基本都是由县政府的科层体制完成，这是法制化社会发展的必要条件。然而，这种县域治理的方式也携带了科层体制所具有的弊端和缺陷，比如各专业部门分散治理下利益的难以协调，以及集体行动难以整合的问题，加大了政府机构的治理成本（杨华，2018）。

医共体成员单位与县级政府相关部门维持着上下级关系，其共同所处的科层组织管理系统在一定程度上对各组织成员进行了规制，各层级医疗机构与医务人员的政策执行行为表现出科层组织的运作方式和特点。

（二）科层组织的结构性要素：目标、激励与约束

陈家建（2013）等人指出，政策执行中相关部门的目标、激励与约束维度等结构性特征对政策执行具有影响。其中，目标是行动的方向，激励是行动的动力，约束是行动的规制力。这三个要素在引导和限定了科层组织的集体行动。在政策执行中，目标任务往往与考核和激励机制挂钩，在对目标任务完成情况的考核下，科层组织可以分为正向激励或负向激励的方式，诱发组织成员对目标追求的集体行动，其激励包括经济激励或政治晋升激励等。为了规范政府组织行为的合法性与正当性，会有一些约束条件对组织部门产生影响，对其政策执行的空间范畴进行了设定。可以说，这三个结构性要素贯彻在科层组织的任一政策执行行为中。

（三）制度环境的结构性要素：“碎片化”与制度压力

1. 卫生政策与治理结构的“碎片化”

中国政府体制中的条块关系，中国的卫生政策具有多层属性，一项卫生政策涉及不同政府部门、不同层级医疗机构与主体的沟通、协调与整合，行政管理体系的碎片化，即使有专门的协调机构组织，也难以避免碎片化格局下蕴含的行为规律对政策执行的影响。卫生政策需要的是整体规划与宏观战略，单一的政策往往会在实施中出现碰壁、合作不稳定等障碍，有

可能导致执行的拖延、变味，甚至无疾而终。因此，一个得到地方政府各关联部门认可的系统性、连贯性、整体性的政策规划至关重要。

2. 制度压力

在政府治理的场域内，影响其治理行为的还包括压力型体制的约束。压力型体制是指"为了实现经济赶超，完成上级下达的各项指标而采取的数量化任务分解的管理方式，下级组织和个人要在规定时间内完成，然后根据完成情况进行政治和经济方面的奖惩"（荣敬本等，1998）。

地方政府的运行是来自中央体制层层目标和任务的分解，在这个过程中，地方政府面临的压力有自上而下的政绩压力、水平层面赶超其他地区的压力、自下而上的公众压力，以及资本压力，其中政绩压力是核心要素（杨雪冬，2012）。这种压力主要来源于上级政府单位与地方官员职业晋升的绩效期望。在具体的政策执行中，表现为地方政府以责任书或成立专项督查小组的形式对整个政策执行环节进行全过程的督查，以期在规定的时间内完成政策规定的目标和任务，对完成目标的组织与个体进行相应的表彰和激励，对未完成目标的组织和个体进行一些惩罚措施。此外，来自公众医疗需求压力也是地方政府面临的主要压力之一，国家政权在对医疗卫生进行干预时，其面临的首要目标是将基本医疗卫生服务作为公共产品向普通公众供给，多年致力于农村医疗卫生体系的政府干预建设工作，也是为了满足公众的医疗需要，基于社会压力的治理行动也影响着医共体政策的落实。

三、治理主体

在中国县级医疗管理体系中，因医疗领域的专业属性以及乡镇集体经济能力较弱，难以给予农村医疗机构更多的经济与资源支持，县卫健局与医保局为主要的县级职能部门，是最低一级的政府管理系统，直接承担农村医疗服务系统的监管职责，而乡镇一级的政府部门往往处于较弱的配合地位，较少参与医疗卫生的治理工作。需要说明的是，由于县医保局在2019年后半年才成立，其主要职责与工作团队均从县卫健局划出。医保局建立后，其又受市卫健局直接负责。所以，结合实际运行情况，本书涉及政府治理主体，主要以县委政府与县卫健局为主。

（一）政策企业家团队

尤金·刘易斯（Eugene Lewis）认为政策企业家是指"那些通过组织、运用集体力量来改变现有公共资源分配方式的人"。在充满风险的政策创新过程中，政策企业家愿意投入时间、精力，甚至金钱，致力于打破原有的政策平衡，向其他人"兜售"自己认可的政策理念和方案，并力图用新的决策方案取代旧方案。

调查后发现，东县的政策企业家，不是一个单独的个人，是由一个团队担任，即分管卫健局的金副县长、卫健局王局长和卫健局林副局长。在这个团队中，金县长具有较强的改革意愿，在整个团队中负责政治领导人之间的沟通，在政策、资源与对接县委一把手中承担着重要角色，在笔者调研期间，金县长就曾向外部支援单位申请了600余万的医疗资源经费用来购买彩超、生化分析仪、DR等设备以支持农村医疗机构的发展。她投入很多的注意力来督促医共体建设，东县卫健局官员曾表示："金县长十分重视医共体建设，经常下乡视察工作，都不和我们打招呼，领导这么重视，没人敢懈怠。"（访谈资料 X02，男，政府职员）而在卫健局内，王局长和林局长是政策企业家代表。两位局长均为土生土长的本地人，对地方社会的经济发展状况和风土人情有着清晰的认知和了解。如果说作为正职的王局长在占医共体组织场域的地方政府内部掌握着较为重要的行政权威，而林局长则在医疗领域方面占有着充分的专业权威，二人在工作之中有着信任与合作的共识，基本所有的与专业医疗业务相关的内容均有林局长负责。为了更好地理解东县政策企业家在医共体政策执行中发挥的作用，我们需要对林局长这个关键人物做以介绍。

林局长，1966 年生人，临床医学专业硕士研究生，在同时代医学行业中学历较高，从医 22 年，曾在县中心医院担任副院长职务，具有十分丰富的医学和医院管理经验，后借调至县卫健局从事医疗健康管理工作，其编制仍在县中心医院。这种情况下，用林局长自己的话说："完全没有任何上升空间，只能做副职领导。"所以林局长在 2012 年任卫健局副局长至今，正职局长更换两代，他依然处于副局长的职位，一直分管着各医疗机构的业务和医疗卫生改革工作。一方面，他作为编外负责人不参与更高层次的职业晋升，对其他官员来说豪无竞争性，并很好地维持了与其他领导间的关系。另一方面，因其出身于医疗卫生行业，作为"学者型官员"，在管理医疗卫生行业事业中具有较强的专业权威，上至上层政府领导官员，下至各医疗机构的院长与医护人员，基本上都对其专业管理给予认可。在他所属的大家庭中，有七位都在本县县级医疗机构从事医疗行业，包括有两位在县中心医院和县中医医院担任副院长（在当地名声显赫的县、市级名医），亦或者是科室主任、护士长及普通医护人员，甚至现在有的院长还是他当年的学生，在向下与医疗机构的协调中，也具有较强的地方人际关系网络，掌握着话语权威。从 2013 年县镇村一体化的建设，到 2018 年县域医共体，只有林局长作为主要领导参与了全过程的策划与建设。王局长是 2017 年任卫健局局长，医学专业基础知识和相关管理经验较为缺乏，对林局长的医学管理经验比较信任。因此，在东县医共体的政府部门的组织场域中，金县长、王局长和林局长形成了一个医共体政策设计、执行、宣传与推销的官僚型政策企业家团队，工作中互相配合，这在东县医共体的建设和执行中发挥着关键作用。

（二）机会和资源

机会被认为是一种场域条件，即政策变革的潜在可能。行动主体能识别出新政策并利用好资源条件，就有可能推动政策变革（程宣梅等，2018）。政策变革是对行动者的意志、能动性的回应，需要资源的支持，并依赖于机会的使用（西娃·朵拉杜，2005）。机会识别在组织社会学中研究颇多，关于机会识别的影响因素讨论，有研究者认为，作为外部环境因素的制度环境、市场环境与良好的社会交往网络，对组织和个体追逐机会具有影响（沙龙·A·阿尔瓦雷兹等，2013；张艳等，2016）；从内部环境因素来讲，罗伯特·A·巴罗提出有三类因素影响机会识别：一是搜寻可利用机会和潜力资源的行动；二是对机会的敏锐性和警觉性的把控；三是主体所具有的专业知识及经验知识等（2006）。

东县作为前国家级贫困县，其医疗改革能够在众多国家级县域医共体试点中脱颖而出，很大程度上与政策企业家团队对医共体试点的重视、培养与宣传工作相关，与治理主体对资源的利用状况、权威力、专业性知识和治理经验相关。

（三）治理主体的能动性

穆斯塔法·埃米尔巴耶尔等认为能动性是促使行动主体的行为偏离主导行为模式的动机和创造力。对此，西娃·朵拉杜认为（Dorado，2005）根据占主导地位的时间取向，提出了主体能动性的三种类型：一是惯常能动性，即面向过去的行动主体根据旧的制度逻辑与行为模式进行行动，能够带来稳定；二是意义建构能动性，即面向现在的行动主体在不确定性的场域情况下，通过主体的理解、情境赋意、构建框架和创造现实，来降低不确定性，形成行动；三是策略能动性，即面向未来的行动主体根据自身的主体利益来主动形成特定的行动方针。作为掌握地方医共体治理的县级政府团队，主要领导人及政策企业家的能动性对改革的发展与推进至关重要。

在东县医共体的组织场域内，各主体基于不同的利益动机在同一个医共体政策范围内进行行动。东县医共体能够有效执行的一个共识前提是与医共体政策相关的利益主体在按照医共体政策执行时其利益诉求能够得到充分的表达和合法化认可，而《医共体政策实施方案》的出台，也强化了地方政府对医共体成员单位的赋权、医共体成员单位的发展和农村医疗机构的能力提升，明确了农民作为服务接收者所应享受的医疗政策红利，形成了共同合作的合法性基础。然而，政策的执行问题，在执行源头上是一个治理问题，其主体行为不仅受制度环境的影响，也受其所在的组织结构的影响。

我们可以看到，在医共体的治理场域中，来自科层组织和制度环境的结构性要素为地方政府在整个政策执行过程中提供了一定的行动框架，而另一些主体性特征对突破这种固定范式和行动框架提供了动力因素，为多元、多变的行为方式的产生提供了可能。那么在东县的医共体治理中，这两种行为逻辑又是如何影响医共体政策在执行中演化？在此，我们通过一个对地方政府治理过程的观察来进行更深入的分析。

第二节　东县医共体的治理过程

作为前国家级贫困县，东县的卫生筹资渠道较为单一，主要来源于上级财政支持，县级财政支持力度较为欠缺。在资源匮乏的情况下，更考验县级政府的医改治理水平和决策者的规划与管理能力。县级政府既处于官僚科层结构的基础层级，又必须要直面基层复杂治理的现实且参与实际的治理工作。

在地方政府的横向部门动员上，涉及多个部门的参与和配合，在东县医共体实施方案中就对各部门在医共体政策执行中的主要职责进行了明确，其中："卫健局要将医共体建设作为推动全县综合医改中的抓手，加强指导和监督；发改局要积极争取项目；合疗经办中心（后改为医保局）要加强医疗服务监管，具体落实支付方式改革；财政局要认真落实对县级公立医院、镇（办）卫生院的投入政策和政府购买村医基本医疗服务经费，逐个安排基本公共卫生服务经费；人社局要指导好医共体绩效工资分配、岗位聘用工资；审计局要加强对医共体医保基金使用、财务收支和绩效分配等审计监督。"①这六个部门如何在医共体建设中实现部门联动，打破以往医改治理"碎片化"的格局，这是东县政府面临的一个主要挑战。

另外，医共体建设中涉及一个管理模式和供给模式的创新，即通过纵向的医疗资源整合，面向农村社会提供医疗服务。原先独立的、具有竞争关系的县级医疗机构与乡镇卫生院成为一个医疗共同体，由"竞争"到"合作"，如何促进不同医疗机构达成合作共识，构建多层级间的协调机制，发挥政府的指导角色，是地方政府面临的另一挑战。

地方政府在整个医共体建设中主要承担着医共体具体执行措施和方案的制定者、矛盾协调者、督查评估者角色，负责医共体的监管考核工作。面对这两个挑战，政府治理在医共体建设中主要体现在两个层面，一是从决策角度表现出来的动员准备工作，以及医共体试点在具体实践情境中的政策创新决策；二是政府在医共体运营的日常事务角度中表现出来的治理策略。

一、医共体执行的动员与协调机制

（一）从参与动机到集体动员

根据官方统计数据，东县 2018 年国内生产总值（GDP）为 89.05 亿元，

---

① 东县人民政府：《东县医疗共同体建设文件汇编》2018 年第 11 页。

远低于同年全省县域平均值的 139.33 亿元[①]。并结合东县所属地级市的 2021 年统计公报数据可知，东县不仅 2020 年 GDP 总量在市排名相对落后，2019 年人均 GDP 在全市倒数第二（基于数据可得性）[②]。此外，东县健康脱贫任务艰巨，根据《XX 省健康扶贫工作手册》数据，东县属于 43 个国家集中连片特困地区县区和 50 个国家扶贫开发工作重点县之一。2018 年底建档立卡贫困户有 7393 户占全省总数比例 2.08%，在全省 109 个县区中位列第 18 位，脱贫任务重，其中，因病致贫户数占比 8.68%。在市卫健委与各县卫健委的内部会议中，某卫健委主任一再强调"该市作为省脱贫攻坚的一张名片，一定要严格落实各项健康脱贫任务"。在县域医疗资源层面，存在着不充分、不均衡的问题。

在先前的研究中，有研究者提出了晋升锦标赛理论的基本命题，在这一命题下，地方经济增长越好，主要领导官员的晋升预期就越强（赖诗攀，2020）。官员晋升越强，反过来越渴望有政绩成果。然而在东县医共体治理中，我们发现当县域整体经济收入并不乐观时，其他非经济事项的民生项目，如医疗卫生项目也容易成为政绩突破口。在笔者调研期间，东县医共体经常被政府官员作为县域内优秀的发展项目所提及："从全县来看，能让县委干部在全国会议上讲东县案例的能有几个？没几个拿得出手，但我们医共体就是其中一个。"（访谈资料 X03，男，政府官员）在这样的强政治激励下，政策企业家团体更有动力、期待和意愿将有限的注意力转移到医共体建设之上。

从东县医疗发展状况来说，根据已公布数据，2017 年，东县每千人拥有病床 4 张，其中医院、卫生院 28 所，县级公立医院 3 家，镇（办）卫生院 18 家，村（社区）卫生室 269 家。拥有床位 1585，实际开放病床 1355 张，平均每千人拥有病床 4 张[③]，远低于全国平均水平 5.66 张[④]。此外，农村医疗人才队伍建设滞后，基层医疗卫生人才队伍也面临发展瓶颈。有专

---

① 根据《2019 年中国县域统计年鉴》计算得知。国家统计局农村社会经济调查司：《2019 年中国县域统计年鉴》，《中国统计出版社》，2020 年。

② 该县所属市下的所有县的经济社会发展统计公报。

③ 东县人民政府：《东县 2018 年鉴》。

④ 根据统计数据计算得知：国家统计局：《中华人民共和国 2017 年国民经济和社会发展统计公报》2018 年 2 月 28 日。

业技术人员 1573 人，村医 429 人，平均每千人拥有专业技术人员 4.9 人[①]。2018 年，在省医改办《推进分级诊疗制度建设情况自查表》中强调，要加强基层医疗卫生人才队伍建设，要求"每万名城市居民拥有 2 名以上全科医生""每个乡镇卫生院拥有 1 名以上全科医生"。同年，东县全县全科医生 55 名，每万名居民拥有 1.6 名全科医生、全县乡镇卫生院共有全科医生 50 名，每个乡镇卫生院平均拥有 2.7 名全科医生[②]，东县乡镇卫生院与村卫生室存在着难招人、难留人等问题，农村居民的医疗需求状况难以有效保障。

　　对于医疗机构来说，作为欠发达地区的医疗机构，本身在资源上就存在着不足。2017 年，县财政供给预算三甲县级公立医院经费 3356.99 万元，县中心医院、县中医医院、县妇幼保健院分别接门诊病人 20.18 万、13.17 万、5.56 万人次，较上年分别上涨 3.8%、16.1%、16.5%，分别收治住院病人 16237 人、8619 人、2513 人，增长率分别为-3.7%、10.5%、14%。在政府多次强调医疗服务的公益性原则下，强调各医疗机构要做好"控费"任务。但是从数据来看，县中心医院、中医院、妇幼保健医院的住院次均费用分别由 2016 年的 4025.01 元、3879.17 元、1707.3 元控制为 4199.28 元、3832.08 元、1755.27 元，涨幅分别为 4.3%、-1.2%、2.8%；门诊均次费用分别由去年的 122.37 元、109 元、65.67 元，控制为 129.48 元、106 元、67.59 元，涨幅分别为 5.8%、-2.8%、2.9%[③]。可以看出，其控费任务做得并不好，这是由于医院自身的发展诉求所致，在诊疗人次无法实现突破性增量之前，要想医院有可观的收入，医院只能提升单次诊疗费用和药品等，又因为药品零差率政策的执行，门诊和住院均次费用呈现居高不下的局面。对于乡镇卫生院来说，如笔者在访谈时众多医疗机构工作人员直言："现在大部分乡镇卫生院的业务水平都在下降，业务能力难发展，医疗服务水平低，医护人员没有积极性，只能靠财政和公卫（公共卫生）项目养活"（访谈资料 X16，男，县医院医师；访谈资料 Y08，男，乡镇卫生院医师）。因此，从

---

　　① 国家统计局：《2018 年统计年鉴》，中国统计出版社，2019 年，第 201 页。

　　② 数据来源于《XX 省健康扶贫工作手册》，由于无法获得医共体建设前的数据，即根据 2018 年数据可以推测，2017 年的农村医疗人才与人均数据至少应该少于 2018 年的数据。

　　③ 国家统计局：《2018 年统计年鉴》，中国统计出版社，2019 年。

当时医疗机构的情况来看，虽然财政对医务人员的基本工资给予了保障，但医院的发展和提升、医务人员和病患对医院满意度的提高，都离不开医疗机构的发展和提升任务，但东县公立医疗机构的发展也并不十分乐观。

基于当时的医疗水平现状，大部分农村患者多集中在县级医院或市级医疗医院治疗，镇办卫生院门可罗雀，基层医疗机构技术水平低，县医保基金持续高位运行。东县作为交通不够发达的山区县，贫困人口多，山区群众居住偏远，尤其是在非县城的农村腹地，很多村庄都没有开通城际公交，农民去县城医疗机构就医都需要承担除医疗费用外的生活与交通费用等，农民存在着就医不便，群众看病难、看病贵等问题。并且，由于大部分乡镇卫生院和村卫生室并不具备应对紧急医疗病症的服务能力，很多农村由于交通距离往往承担着额外的生命健康风险。如县中医医院某科室主任所述：

> "很多乡镇卫生院都存在业务萎缩的问题，连基本急救性的医疗都做不了，我们这个地方很多老百姓得病了需要看病，急危重症的话真的等不到。尤其是在山里面的农民，得病了真的需要看命，我们救护车过去需要 2 个小时，有的病根本等不了。"（访谈资料 X08，女，县医院医师）

农村地区的基本医疗服务对老百姓的健康发展来说至关重要。在临床医学领域，疾病治疗具有"黄金时间"的说法。如果在农民健康维护的第一时间，基层医疗机构并未能提供一个及时的抢救与控制，这将直接影响到个体的身体健康，甚至是生命延续的问题。但是，很多乡镇卫生院缺乏急病抢救的医疗能力，甚至基本的医疗服务层面也都比较弱势。在 T 镇卫生院帮扶带教的刘大夫也讲道医共体建设前该卫生院的情况：

> "T 卫生院以前夜间不看病，来人了也不看，大夫要不给病人说没药，要不就关门，以前都不能叫医院，卫生都搞不好，一方面，该区域地理位置偏僻，距离县城中心车程3—4 小时，留不住人才；另一方面 T 卫生院一共才 4 个医师，有两个还没有相关证

件，医护人员年龄偏大，不会操作计算机系统、不会用电脑，不会写病例。"（访谈资料X11，男，县医院医师）

虽然 T 镇卫生院属于东县较为落后的卫生院之一，但是我们并不能否定当地农民健康需求是迫切需要政府所关注、改变的。因此，无论是政绩需要，还是扶贫攻坚的任务背景下，亦或者是基本医疗服务公益化发展的目标下，县域医共体的改革不仅是自上而下的改革动机，也有自下而上的改革需求。对于东县来说，这样低水平、低成效的农村医疗状况与潜在的安全隐患必须得到改变。这是关乎人体健康、关乎人民民生的重要问题。而东县县级政府借助国家倡导建设医共体的契机，紧紧抓住改革试验的先机，分散出更多的注意力和精力在医共体的建设与动员上。

（二）横向协调机制

我国现存体制有着高度分散治理的特点，各个政府科层组织部门在相互博弈中牺牲一定的各自利益、相互妥协后形成一个具有共识的执行方案。在被称为"九龙治水"的医疗领域更是如此，不同的相关职能部门，政令不一、背道而驰、利益冲突明显、部门间难以协调等问题并不罕见（彭宅文等，2018）。

然而，中国政府治理中有一个重要经验用以应对多元部门间协调的难题，即政府部门往往会借助议事协调机构来完成某项重要任务，而这种协调机制成为各级政府解决问题的重要抓手（原超，2019）。这项重要的医改治理经验也作为东县医共体建设的治理起点得以应用。

东县医共体的真正建设始于 2018 年 4 月。然而在 2017 年 5 月，在县委政府的支持和组织下，东县成立了医共体建设工作领导小组，为了更好地了解该临时机构的主要结构和任务，现对东县政府这一领导小组成立的基本情况做以介绍：

东县深化医药卫生体制改革领导小组关于成立

东县医共体建设工作领导小组的通知

各镇人民政府、县政府各部门、直属机构：

为加强医共体工作的组织领导，确保该项工作有序开展，经县深化医药卫生体制改革领导小组研究，决定成立东县医共体建设工作领导小组，现将组成人员通知如下：

一、领导小组成员

组　　长：县委常委、县政府常务副县长

副组长：县政府副县长

成　　员：县编办主任

县发展和改革局局长

县卫生健康管理局局长

县人力资源和社会保障局局长

县纪委副书记、监察局局长

县财政局局长

县市场监督管理局局长

县民政局局长

县教育体育局局长

县文化广电局局长

领导小组下设办公室，办公室设在县卫健局，卫健局局长兼任办公室主任，卫健局副局长同志任办公室副主任，负责医共体建设日常工作。

二、工作职责

制定和完善医共体建设政策措施、规章制度以及目标考核体系；指导医共体建设科学有序推进；协调解决工作中存在的困难和问题；督导检查医共体工作开展情况，严格兑现奖惩。

三、工作要求

领导小组各成员部门要切实履行工作职责，加强沟通协调，充分发挥作用，确保医共体建设工作顺利实施，努力实现"预防在基层，小病不出镇，大病不出县"的改革目标。

东县深化医药卫生体制改革领导小组

在此可以看出医共体建设领导小组的成立，明确了各政府部门的组织权责和义务，有利于统一决策，有利于改善医疗改革分散治理的弊端、形成高效有力推进，以及提升改革统筹的协调性。但医共体具体日常领导、协调工作仍由卫健局部门负责，文件肯定了卫健局和县级医疗机构在医共体建设中所赋予的行政权力和专业权力，"临时机构"的成立在一定程度上填补了科层组织体制的弊端，其综合性特点弥合了部门联合行动的不足，其多元性特点弥补了行政官僚机构反应能力不足的缺点，其"一把手"领导力也增强了各组织行动的权威性。由此，形成了一种条块顺利联动的快速响应机制，在一定程度上有助于解除政策执行中政府部门之间可能出现的推诿扯皮、利益掣肘、相互干扰等问题。

在此基础上，东县政府的首要任务是要将医共体建设构想在各部门组织中统一思想认识，加强部门协作配合，形成工作合力，减少医改治理障碍。在2017—2018年间，县委政府在数次内部医共体建设会议中，县委书记、副书记及县长等领导，多次强调"放开手脚，做大做强"，要求人社局、卫计局、财政局必须配合，政策应向一线、基层人员倾斜，扎实推进县、镇、村一体化建设，对本单位职工及被托管单位人员思想上进行疏导，使他们充分认识一体化建设的重要意义①（2017年9月）。这为建立以卫健局为主导单位，各部门配合的医共体治理团队的形成打下了坚实基础。

（三）纵向充分动员

在东县医共体的启动阶段，在具有差异性的多元主体利益诉求中，医共体建设方案的提出为多元主体提供了一个发展的平台。并通过地方政府的政治动员快速实现了对医共体政策执行的观念认同和发展共识。

县政府部门中实现了领导思想上的统一，县委书记、县长和分管医疗领域的副县长都对东县医共体建设给予了极大的支持和鼓励，并由县委书记牵头，在全县开展了医共体的启动会，要求所有与医共体相关的职能部门、乡镇党委、县医院和乡镇卫生院的一把手领导必须参会，宣讲医共体建设内容，要求各个部门必须支持、积极应对，整个动员过程十分重视条块联动和资源整合，充分发挥了权威体制下的快速动员和制度认同。

在"一把手"主导的医共体动员中，统一了医共体建设的工作内容和

---

① 资料来源于东县人民政府的会议纪要。

发展方向。在医保基金预算包干机制上，肯定了合疗办（县医保局的前身）对该机制的支持；在医共体权力下放层面，明晰了医共体总院和分院所应享有的权力和任务；在农民健康的受益层面，明确了基层首诊、双向转诊、急慢分治、上下联动的分级诊疗就医新秩序的建设，以及病人在基层首诊率达 50%以上，在县域内就诊率达 90%以上的改革目标。尽管具有"运动性治理"和"强制性"的特征，但面对持不同意见和导向的利益群体，快速地实现了对政策的宣传和对制度的认同，为后续的执行工作扫除了不少障碍。在政府治理层面，无论是医共体建设领导小组和医共体动员大会中，东县卫健部门通过政策合法性和领导政治话语，被作为政府代理人全权推进医共体建设项目，由此肯定了卫健部门在该项改革中的政治权威。

在政府权威体制下，政府内部的行动者在公共政策的决策中具有主导地位，政策企业家团队及其权威领导者在地方政策的创新和执行过程中发挥着重要价值。但是，我们需要注意的是，即使东县医共体建设工作领导小组的建立明确了医共体执行的权力结构和各部门权责义务，但是任何一项改革在涉及利益再次分配时，其执行一定会存在阻力，甚至政策还没得到执行就出现"夭折"，我们不能试图通过一个临时机构的成立就期待所有联动问题的解决，主要治理团队的协调与配合仍是我们后续需要关注的部分。有时，主要领导者的话语权威对政策推动和执行方向起着绝对作用，是执行中的关键所在。在与东县地方政府官员访谈时，卫健局某领导就曾提出：

"顺阳县（东县隔壁县域）为何搞医共体建设搞不起来，我觉得主要问题不是财政因素，顺阳的财政收入是我们的 3 倍，我们搞这个医共体地方财政没钱，也就没有给我们投入，只能给予我们一些政策支持和领导的肯定、认可。医共体主要是利益分配的问题，医共体建设会伤害一些人的利益和权力。如果'一把手'没有这个下大决心，没有必须要干成的抱负，那真的是难以起步。"

（访谈资料 X02，男，政府职员）

二、医共体政策的具体化：体系化框架与制度创新

德沃拉·亚瑙提出，政策执行不仅受政策制定后一些事情的影响，也会受到政策制定过程中一些事实的影响。在具体的实践情境中，政策执行往往很难摆脱政策制定过程相关因素的影响。尤其在关于试点政策的执行空间内，地方政府具有一定自由裁量权，可以因地制宜地执行政策目标和内容。因此，试点政策在地方社会执行中首先面临的是再细化与具体化的过程，地方政府在政策执行中有着较大的权力空间，可以根据县域实际情况和政府官员对政策执行目标和执行方式的理解，重新调整出更适应的政策执行方案。

关于最初医共体建设方案的形成，卫健局的一位负责撰写方案的领导告诉笔者：

> "你现在看到的方案，是我们去外地学习，根据国际经验、其他医共体试点经验和多年托管带教经验总结出来的。我们反复开会、修改、整理才定稿。2017 年试验了半年后又重新调整、修订，才形成现在的文件方案。"（访谈资料 X02，男，政府职员）

（一）东县医共体政策系统化构建框架

在东县医共体建设工作领导小组的基础上，东县形成了关于医共体的系统性配套政策文件。先后出台了医共体建设的实施方案、城乡居民医疗保险基金支付改革实施方案、各项纪律要求、实施步骤计划方案、财务管理办法、新农合基金包干总额方案、绩效考核评价办法、人事管理办法、督导工作方案、医共体运行监测工作、卫健局相关故事医共体建设工作职责任务、医共体建设相关机构及职责、县中心医院关于医共体人事管理办法、财务管理办法、分院耗材采购与固定资产管理办法、县中医医院关于医共体建设相关机构及职责、派驻分院医务人员管理办法、分院绩效管理及考核办法、业务管理办法、双向转诊工作实施方案等。此外，县级政府对医共体实施方案中所有的项目都设立了绩效考核管理办法，比如公立医院暨县域医共体绩效考核、总院派驻分院医务人员绩效考核与分院上派总

院医务人员绩效考核、家庭医生签约服务绩效考核等。

系统化医疗政策的形成是东县医共体建设的核心，然而在执行层面，能够形成统一共识、引发集体行动并实现农村医疗发展任务的政策，主要表现为三个机制的内容，即激发执行主体执行政策的激励机制、提升农村医疗水平任务所需的农村医疗能力、提升与农村人才培养方案、以及督促各参与成员有效执行的评价考核机制等。

（二）医疗机构激励机制的建构方案与创新尝试

巴里·M·米特尼克指出，激励制度影响行动主体的行为选择，在政策执行过程中发挥着至关重要的作用，政策执行的失败在一定程度上可以认为是激励制度失灵的结果。关于这一点，长期致力于医疗卫生发展事业的政策企业家团队对此观点颇为赞同。

在经过前期医疗卫生县镇村一体化试点卫生院的基础上，县政府发现医疗卫生体系的建设属于系统化工程，仅在医疗服务供给体系内容上进行变革并不能真正促进地方医疗体系建设发展实质性的转变。如林局长所述："医改最难搞的是，如何在强调医疗卫生公益性的同时，保证医疗机构的发展和医护人员的参与积极性。"实践证明，县级医院对口帮扶乡镇卫生院的实践方案是有效的，川木卫生院就是一个好例子。但是县域内的医疗资源是有限的，帮扶一个两个可以，要求县级医院帮扶七、八个卫生院，我们必须重视对医护人员的激励问题，不然这样的模式很难扩展。"（访谈资料X03，男，政府职员）因此，从县镇村一体化阶段开始，地方政府就着手在激励制度层面进行创新。首先，他们第一个创新试验是对医疗机构编制的创新。

1. 编制改革的失败

编制短缺是当下很多医疗机构面临的主要难题之一，在东县也不例外。由于编制过少，医院业务的扩展和医疗需求的增加，编外人员随之增加，医疗机构随即面临的要承担编外人员的工资待遇，即医院经济压力增大，这导致了医疗机构逐利性行为，影响医疗机构公益性的定位。以县级公立医院为例，两个县龙头医院的总职工中，超过一半以上的为编外人员，而这些人员的薪酬待遇全部由医疗机构自主解决。因此，编制短缺与编制创新的话题一直在东县医改中被不断提及。以卫健局和编制委员会办公室为首的部门，相继提出了几个方案。第一个方案是"以床位定编制"（"备案制编制改革"），这个方案在县镇村一体化改革的第三年，即 2015 年就开始着手。

> "我们的设想是这样的，比如说县中心医院的床位编制是 400 个，目前只有 200 多个编制，编办采取逐年少量解决一部分的方式来解决编制（比如每年解决 20 个）。当时编办的人也都经过了测算，我去找编办的人商量的时候，他们都列得很清楚，哪个医院多少床位，每个科室都列了，需要增加多少，让我们卫健局的领导再核算一下。"（访谈资料 X02，男，政府职员）

因此，这项改革本来作为一项医改方面的突破可以被执行。但是，却由于领导换届，主管领导和职能部门领导观念差异及支持力度不足，已初成规模的编制改革方案逐渐被放弃。

第二个编制创新方案是 2017 年新领导换届后，卫健局领导再次向县委干部提出了另一套取消编制的方案，即"如果公立医院取消编制，根据公立医院的公益属性，财政部门要对医疗机构的基本工资给予保障"。但是这个条件被财政局一口否决了，直言当下县级财政状况根本无法保障公立医疗机构所有员工的基本工资，卫健局"异想天开"。所以，东县关于医疗机构编制创新的尝试均以失败告终。

2. 医保支付机制的"破冰"

在编制岗位创新失败后，面临医共体政策探索之际，政策企业家团队继续就医生的激励问题进行创新。在对他们的访谈中，他们的想法主要是围绕"医疗、医药、医保"三个方面展开。但是，由于医药是省级统筹，医疗服务价格是市级统筹，对于县级政府来说，从这两方面入手改革都有难度，而在 2019 年之前，东县居民医疗保险的管理工作是由县新农合经办中心负责，此经办中心是作为卫健局的一个中心部门，2019 年，随着县医保局的建立，此经办中心归属到县医保局，新农合经办中心的主任担任县医保局局长。因此，在 2018 年推进的医共体建设时，关于医保支付改革的创新，并不存在地方政府部门之间横向利益冲突，负责医共体建设的主要职能部门的县卫健局掌握着医保管理的职权，官僚政策企业家团队将医共体改革的激励机制的建立转向了"医保"层面。

在县政策企业家团队的集体推动下，县委政府关于医保支付方案的改革展开了多次内部会议，最终形成了 2018 年医共体建设实施方案中的医保支付创新："实行以人头总额预算包干为主的多元复合支付方式改革，建立了医保经办机构与医疗机构的集体谈判协商机制，合理确定医保支付标准。医保费用按规定提取风险基金、门诊统筹、大病保险基金后，剩余部分按不低于95%比例包干预算给医共体总院管理使用，用于承担辖区居民当年在所有符合规定医疗机构（包括医共体内机构、体外机构及外转机构）的住院、转诊等一系列关系居民健康的医疗服务支出。"这项创新不仅在于将居民健康管理问题按片区包干给不同的医共体，还规定"医共体包干基金结余部分经过决算，转化为医院业务收入，80%由总院分院和村卫生室按9:1 比例分配，主要用于绩效考核，20%用于医共体事业发展；合理超支部分（重大疫情、重大自然灾害）由医共体与合疗经办中心按 2:8 比例分担；不合理超支由总院承担"，通过"结余留用、合理超支分担"。这在一定程度上有利于实现医疗机构的激励问题和医疗控费问题①。因此，医保支付方案的改革在促进农民健康、提高医务人员参与医共体的动力，以及节省医保经费层面来讲，都具有一定的"撬动"价值。

3. 院长年薪制的"夭折"

医保支付机制的创新对激励医共体单位的政策执行至关重要，是其参与关键所在。但是在政策执行近一年后，由于种种因素的存在（后文会详细解释），医保基金的结余部分未能及时转化为医疗机构的业务收入，这在一定程度上影响了医疗机构的参与积极性。因此，2019 年，医共体建设的政策企业家团队提出了"院长年薪制"的方案，试图通过公立医院治理模式的改革，建立良性的激励约束机制，而这项举措也是为了维系医共体单位积极参与政策执行工作的另一项创新。如林局和秘书长所言："要推进医共体建设，医生的激励问题必须解决，医院不积极参与，制度设计得再好也白搭"。（访谈资料 X03，男，政府职员；X02，男，政府职员）

---

① 政策规定：医共体之间、之外的县内外其他定点医疗机构收治的医保患者，由总院以购买服务方式与之结算，不限制患者在县域内就医自由。

"院长年薪制"并不是原创于东县，2013 年福建省三明市率先在全国开展了院长年薪制的制度创新，通过强化地方医改顶层设计者与医院管理者、医务人员之间的持续沟通来实现医改的不断优化，以政府激励院长、院长激励医护人员的方式促进医改政策的推进，该项措施在三明市医改中发挥了重要作用。但是，在东县所属省份的基层医疗机构的改革中，这仍是较为前沿的示范，需要经过县委领导和医改领导小组成员的同意。在这其中，涉及多部门的共同决策。但是，当这项提议在医共体领导小组会议中讨论时，却引起了多部门的共同反对，并以"院长年薪 20 万元超过县委领导的薪酬"的理由而否决。县委某领导做了一个折中提议。即将院长年薪改为 16 万元，但当时的实际情况是各院长实际年薪基本超过 20 万，院长们对 16 万的年薪提议缺乏兴趣，不愿意执行。最终，东县院长年薪制的改革以失败谢幕。

综上所述，我们看到在整个医共体的激励环节中，只有医保支付改革方案得以推进，这是链接各层级医疗机构积极参与的唯一政策激励措施，所以在后续的执行中的重要价值不言而喻。

（三）农村医疗能力提升内容的创新

第一，在医疗资源、人才、病员"三下沉"方面的创新，强化农村医疗机构的医疗服务能力和服务水平。在资源下沉方面，两家县级医院作为"总院"与各乡镇卫生院的"分院"建立紧密型医共体，建立对口帮扶协作关系；总院与分院之间设置了"上派与下派"的双向人才培养机制，县级医院根据需要逐级下沉技术骨干，通过临床教学、专家带教、业务查房等方式对乡镇卫生院的医疗人才进行培养，乡镇卫生院根据培养方案自主选择轮训人才至县级医院接受指导与培训。此外，通过对口帮扶的关系，总院要协作分院发展新科室、培养新业务，确保病员"下沉"中，农村医疗机构能够"接得住"。

第二，建构县镇一体化的人才流动机制，县管乡用，医共体总院对医共体内部所有的医务人员具有支配与调动的权力，并且医务人员在医共体内流动不受限制。这样的制度设计，在保证农村医疗服务供给团队稳定性的同时，也有助于提升农村医疗服务的质量。

第三，创新农村医疗服务能力提升的方式，优化农民健康管理服务。

通过"互联网+医疗健康"、构建"1+3+1"医疗服务团队（即县级医师+镇/办卫生院全科医师、公卫医师、护士+村医）、学科带动、"传帮带"、学徒制等多种方式提升基层医疗服务能力和优化居民健康管理。

（四）强化医共体评价考核体系

医共体绩效考核涉及四项内容，即综合管理、核心指标、重点工作运行和公众评价，并以监测数据和客观证据为考核的主要依据。总院院长绩效考核以分院的运营管理、持续发展、行风建设、村卫生室建设、社会满意度为主要指标。由此将分院发展与总院绩效评估挂钩，建立总院与分院建设相关的考核评价制度。

推出医共体内部的竞争与评优机制，东县医改领导小组通过委托第三方行业机构、行业专家和政府相关管理部门对两个医共体的年度绩效考核和医共体总院院长绩效实行百分制考核评估，考核结果分为三个等级，90分以上为"优秀"，80—89分为"良好"，79分以下为"差"。被评为"优秀"的总院和院长，可从总院收支结余中提取资金进行再次绩效分配，其中县中心医院36万元（总院院长6万元），县中医医院29万元（总院院长5万元）。由此，医共体从制度设计，通过绩效激励与评估考核挂钩，激励医疗机构与院长的积极参与。

三、督查治理过程

地方政府创新性的政策实践，制度层面的创新虽然不可或缺，但仅靠制度创新难以证明地方政府具有改革创新的实力，也不能确保政策如制度设计般得到执行。地方政府的治理模式与治理行为对医共体成员的执行行为发挥着影响。在此，笔者对地方政府在医共体管理中的日常行为表现与过程做以讨论。调查发现，地方政府在日常的管理工作中多表现为督查治理的行为特点。

督查，即监督检查。督查的功能是为了促进上级政府意志自上而下在科层组织体系中得到贯彻执行，是对政策中的关键决策与重点目标进行追踪、纠偏与问责，以维护整体的运作秩序和行动，强化政策执行程序的治理机制（李声宇等，2018）。督查是一种过程控制机制。在传达重要政策文件和信息、处理部门间矛盾、追踪重点任务工作和解决发展问题时，督查机制都有可能被启动（陈家建，2015）。督查机制在一定程度上体现了上级政府的主观能动性，通过上级对下级程式化的任务检查，让执行者的行为变得清晰可见，是执行政策的实践活动，政策执行的控制纠偏与过程督导。根据对东县政府关于医共体政策执行过程的观察，笔者发现督查机制几乎贯穿整个政策执行过程，作为上级部门的县级政府对作为"下级"的医疗机构进行了全方位、全过程的督查，主要在以下几个情境中得以体现。

（一）任务分解与内容细化

在县级医共体执行方案出台之后，县级政府（主要由卫健局监管）会将具体任务进行分解，责任到具体卫健局科室，比如医疗机构管理与医疗服务的督查任务主要集中在卫健局医改办，针对辖区居民的健康服务内容督查任务主要集中在卫健局公卫股，家庭医生签约与健康扶贫等重点项目督查任务归属于卫健局健康扶贫办公室负责。此外，并针对不同的项目成立了不同的督导小组，明确主要负责人，对执行方案中的具体内容进行明确分工。

以县中心医院和县中医院为总院的两个医共体，分别由总院出具详细规划的医共体建设实施方案、绩效管理及考核办法、财务管理办法、人事管理办法，针对重点项目、重点工作内容，要求总院也必须出具相应的执行方案，责任到具体科室和个人，比如各总院分别出具了关于医共体建设的《成立医共体建设相关机构及职责》《派驻分院医务人员的管理办法》《医共体双向转诊工作实施方案》，而各个分院（乡镇卫生院）也必须出具年度的发展规划和年中与年末的医共体总结汇报，并针对每一个规划中的设计实施环节通过文件传递的方式向总院与卫健局进行报备。所有的文件报备事项均作为医共体考核的参考。在笔者参加的县深化医改领导小组和卫健局组织的对医共体考核工作中，有一项重要内容就是查阅医共体各成员单位是否按照要求具备多样化、多环节的文本材料。这种文件、会议形式对医共体政策的主要精神、内容、执行方式、责权与任务目标等进行上下级的沟通与信息传递。通过对医共体政策执行每一环节的文本督查的加入，地方政府不仅赋予了各医共体成员政策行动的合法性，还将每个环节、每个项目的任务具体的责任到某部门、某负责人。仅县中心医院来说，就制定印发医共体建设实施方案及各种管理办法等 31 项目文件。

（二）农村医疗能力提升项目中的重点任务

在上文"农村医疗能力提升内容的创新"中可以看到，地方政府对此具体规划了很多详细的方案。但是地方政府对这些方案的督导与推进则是有选择性的跟踪，只有一些重点任务才会纳入其督查范围内。而重点任务的选择，一方面是来自国家、省、市督查与强调的重点项目，另一方面是县级政府对地方创新经验的主动选择。

1. 来自上级政府的督查内容

在地方政府的运行中，上级或者本级党委政府都有可能安排重点工作，成为绩效考核的关键指标（王汉生等，2009）。作为国家医共体建设试点县，要想在全国县域医改领域做出成就，首先，作为最基础的"健康扶贫"的底线要求必须要满足，医共体负责承担基层医疗卫生服务能力的责任。这项重要任务也落到了县卫健局和医共体组织肩上。

在脱贫攻坚的决胜期，这样的考核指标能否完成至关重要。在经过前一轮市级卫健局对东县医疗卫生建设方面的督查后，对东县提出了"三排查三清零"的工作任务，前期自查出村卫生室管理不规范、基层服务能力较弱、家庭医生签约服务质量不高等问题，需要进一步督促整改。而这项工作的完成情况已经纳入了年度目标责任考核之中，排名靠后的卫健局单位和负责人要被上级卫健局纪检监察组约谈，而医共体成员单位的绩效与院长绩效也会受到影响。

（1）乡镇卫生院层面：以住院部建设为例

2020 年，在全省成效考核、第三方评估及市级反馈交办和自查健康扶贫问题中，东县主要存在着"部分镇办卫生院服务能力不足、卫生室管理不规范、基层服务能力较弱、慢病签约服务质量不高等 21 个问题"[1]。随后6 月，东县卫健局发布了《关于开展三排查三清零"回头看"工作的通知》，在此，东县细化成了 20 项检查内容，共计 54 项检查重点，根据检查内容的工作内容明确相关责任科室和医共体成员单位，并要求在一个月内完成动员部署、排查整改与抽样检查工作，而各镇（办）卫生院也要在最后一

---

[1]《东县卫健康扶贫工作汇报材料》，东县卫生健康局，2020 年 5 月 18 日。

天的截止日期前以正式文件形式报送工作完成情况[①]。其中，明确对医共体在此项任务中的重点任务进行了安排，即"至6月初，5家镇办卫生院在县级医疗机构帮扶指导下，全部开展住院业务，进一步方便群众就诊"，也相应地提出了重要的医共体帮扶措施："县直医疗机构要按照相关要求下派1名业务骨干到相应卫生院担任业务副院长，同时下派医护人员充实相关卫生院，协助制定各种医疗核心制度，做好医疗文书印制的准备工作；相关镇（办）卫生院要加快房屋改造，做好病房、病床、医办室、护办室、医疗设备采购等硬件准备，落实好下派人员食宿等保障"[②]。关于这项以政策文本明确下达的执行方案与考核内容，两个医共体总院迅速实现了人员与物资的下达，在笔者参与调研的过程中，从医疗器械，到病床、办公桌，两个总院都有给予一定的支持，并协助分院完成了医院管理与相关文书的印制、装裱。所有对"住院部"进行审核的内容和指标，都在最短的时间内完成了相关任务。但是，无论是省级政府，还是县级政府，乡镇卫生院开设住院部的目的都是"方便群众就诊，解决农民的医疗与健康问题"。现实问题是所有的卫生院都具有开设卫生院的实力与条件吗？根据表4-1所示，笔者以东县最后开设住院部的5家卫生院为例，对其开办住院部的基本情况做以说明。

表 4-1 5家待开展住院业务的乡镇卫生院的基本情况

医疗机构	正式医务人员（人）	距县中心距离（千米）	镇域人口	住院业务硬件条件
灵阳泰镇卫生院	6	73	4593	很差
中寨子镇卫生院	5	10	18280	优秀
二郎镇卫生院	8	25	4994	较差
舒家坝镇卫生院	5	10	5668	较差
禅家岩镇卫生院	6	63	3625	较差

数据来源：镇域人口数据来源于东县第七次全国人口普查主要数据公报，医疗机构医务人员数量来源于文件数据与访谈资料。

---

① 《东县卫生健康局关于开展三排查三清零"回头看"工作的通知》2020年6月8日。
② 东县卫健局：《东县卫生健康局关于进一步落实健康扶贫问题整改的通知》，2020年。

在表 4-1 中可以看到，这 5 家镇办卫生院无论是在硬件设施，还是在医务人才资源上，都是比较欠缺的。住院部的开设不仅是开设"病房、病床、医办室、护办室、医疗设备采购"等任务，它是一个系统工程，首先要求有足够的医护人员与医疗服务水平，其次要求有稳定的医患来源。如笔者在与卫健局人员督查二郎镇卫生院住院部开设问题时，林局所述：

"这 8 名医师有 4 名在山下的村卫生室（山下居住人口多），山上的镇卫生院（山上居住人口少）有 4 名医护人员。如果开设住院部，需要有医护人员值班轮岗，需要有食堂等后勤服务跟上。我们可以让其帮扶机构县中心医院派人下来支援，但是卫生院医疗人才太短缺了，我们不能派一个团队。没有办法，市里让开、省里让开，实际情况完全做不到，我们只能先把病房、病床之类的硬件准备好，这个硬件设施都是中心医院给带来的。"（访谈资料 X03，男，政府职员）

除此之外，乡镇卫生院距离县中心的距离与镇域人口决定了住院患者的人数上限。在距离县城很近的中寨子镇卫生院与舒家坝镇卫生院，便捷的公共交通、出租车，甚至是急救车，能满足大部分患者的住院需求。相比之下，在医护人员不足、医疗服务能力欠缺的情况下，住院部的开设是有风险的，对农民健康来说未必有益。因此，卫健局与各层级的医疗机构基于医疗安全的考虑并不愿意在这样的卫生院开设住院部。但是，来自市政府、省政府的督查要求在一两个月内必须完成，面临上级政府的重点工作内容，他们只能联合起来采取一种"共谋"应对。

（2）村卫生室建设与村医

在村卫生室建设的整改任务清单中，根据市级政府的督查与反馈，东县村卫生室主要存在着两方面问题："一是村卫生室管理不规范等问题，包括村卫生室环境脏乱差，健康扶贫资料不齐全，未按村级 6 卷归档，村医政策数据不能'一口清'；二是家庭医生签约服务不扎实问题，包括签约服务手册填写数据与系统平台数据不一致，个别特殊慢病患者服药效果不佳，未及时调整治疗方案。"

针对第一个问题，县级政府提出相应的整改措施为："卫生院对辖区内村卫生室规范化管理进行全面自查，发现问题现场整改；制定村卫生室包抓巡查长效机制；县卫健局督导组不定时随机进行暗访督查，发现问题责令整改，对整改不力的卫生院通报批评，并追责相关责任人责任。"针对第二个问题，提出的整改措施为："卫生院对签约团队及村医再次开展系统培训，强化责任意识，规范填写手册；签约团队要做到'底子清、状况明'，加强患者的沟通，根据病情变化调整用药，指导患者正确用药。"①此外，对所有整改的任务与项目在职责部门与责任人间进行了明确分配，还形成了组织内的时刻表，对任务完成的时间进行了明确的划分。

在笔者参与卫健局和镇卫生院对村卫生室的督查工作中，发现这项村卫生室"规范化建设"工作却发展为"指标化建设"，村医的医疗服务能力并未被重视。地方政府对"规范化村卫生室"的主要评判根据有：建设状况排查——是否达到标准化村卫生室建设，即"四室分离"、建筑规模 60 平方米、基本诊疗设备齐全、村医执业资质、政府部门配套的相关文件等；管理排查——医疗机构许可证、村医资质等材料是否上墙，基本药物品种是否达 80 种以上，医疗环境是否清洁；以及健康管理数据台账是否更新、健全；相关政策是否公示；是否有饮用水等。这些条件是保证村卫生室科学、规范工作的前提，但是却极易引起人们村卫生室职能的误解，比如：政策与宣传信息上墙等同于健康教育宣讲项目的完成；村医资质的拥有等同于具备基本的医疗服务能力；"中医药品齐全""中医健康教育宣传上墙"等同于村医具备中医药服务能力。而关于村医服务能力水平与居民的满意程度并未真正纳入对村卫生室的未考核标准，而这却直接影响一个村庄村民的身体健康水平。

（3）家庭医生签约团队

家庭医生签约也是上级政府重点关注的任务之一，但是在审核中只强调了签约的文本资料齐全、数据与文本资料的翔实。因此，县级政府按照要求，依据医共体的平台与政策，规定由总院组织院内主治以上职称医师 1 名与卫生院全科医师 1 名、公卫医师 1 名、护士 1 名和村卫生室村医 1 名，

---

① 东县人民政府：《东县健康扶贫问题整改责任清单》，2020 年。

以行政村为单位，组建"1+3+1"服务团队，为辖区内居民提供连续、全阶段的健康与医疗服务①。虽说是多层级医疗机构组建的健康服务，在实际操作中多由村医负责。但在笔者的访谈中，多层级医疗机构中的医护人员对此项工作的态度是：

> "强推的政策，没有任何意义，在山区地区执行难度很大。一个村医负责一百多户，都是山路，没有办法去做。不是老百姓愿意签约，是我们求着老百姓签约，政策要执行，我们就得去宣传，我们就得去检查村医关于家庭医生签约的资料是否全面、翔实。我们也知道这种签约流于形式，但是我们不得不做，不做上级领导就会对我们进行问责。"（访谈资料Y08，男，乡镇卫生院院长）

我们可以看到，层级问责的督导下，地方政府对督导内容的关注也主要是以具体的政策指标为主，这种设定虽然让地方政府的注意力与督查行为有了可循的"规则"，即只要是上级政府明确提出的考核指标与文本要求等，都会成为下级政府督查的主要工作内容。并且，"任务目标"的实现更多以这些指标与文本清单为主，而非以地方医疗实践和农村需要的发展为依据。同时，我们也能看到地方政府依旧有主动性的策略，即有选择性地对执行的内容与项目进行"关注"，而忽略了政策文本中的其他要求和事实。

2. 来自地方政府的主动选择

（1）从"试点"到"样板"：重点项目之"典型卫生院试点"

在科层组织中，领导注意力分配的程度与"高位推动"本身就是一个反科层的运作方式，其领导力的发挥能够有效地避免科层体制的推诿扯皮、组织僵化等弊端，突破政府组织内部条块合作困局，高效率完成政策任务。但是，基于职业晋升机制和政绩考量，地方政府官员在能动性治理过程可能会造成一定的政策执行失败与资源浪费等问题。尤其是"时间维度"在督查治理中的加入，在一定程度上降低了组织效能。在此，我们以东县典型卫生院试点的建设为例进行说明。

---

① 东县人民政府：《东县医疗共同体建设实施方案》，2018年。

作为国家级医共体建设试点，如何能够证明试点的成功、形成东县的试点经验与政绩表现？除了整体的成效数据可以作为有效证据外，对地方政府来说更快的方式是培养几个典型试点作为样本进行展示。因此，东县从县—镇—村医疗一体化建设之初，东县就一直以培养乡镇试点的方式来推动整个农村医疗体系的建设。在试点的选择上，地方政府的领导力便发挥了很大的作用。

东县医共体的卫生院被划分为典型试点和一般试点两类。"典型"意味着将接受来自地方政府和医共体总院更多的发展资源，卫生院和辖区内的百姓都能获得优先和优质的医疗资源。但是，典型试点的选择并不是一种随机试点，其选择过程由行政干预决定，尤其是主要政府官员的择优偏好发挥着重要作用。哪些卫生院硬件设施完善、交通时间短且便利、最方便上级领导参观、检查，以及最容易出效果的卫生院最容易成为典型，一些看似不重要的客观条件经常被纳入决策者的考虑范围。

试点 1：三坝卫生院试点

2017 年 5 月至 2019 年 6 月，县中医院作为三坝卫生院的对口帮扶单位，包含政策企业家团队在内的主要领导将其作为医共体建设的典型试点。根据 2019 年的数据显示，该卫生院在编在岗人员 27 人，承担着三坝片区的基本医疗、预防保健、健康扶贫、急症急救与转诊工作，现设有内、妇、儿、外、中医科及化验、B 超、放射等十余个临床科室，开设床位 20 张。然而，门诊及住院部仅有 1 名职业医师，难以承担整个镇 6341 人的医疗服务[①]。因此，尽管在这三年间总院先后派了副院长、内科和针灸科的医护人员等，但帮扶效果并不明显，县中医院领导直言"就像贫困户不一样，自身没有发展动力。"（访谈资料 B14，女，县医院医师）缺乏动力的原因不是由于经济与晋升激励的缺乏，而是三坝卫生院本身就人员不足，其医疗安全无法保障。并且成为典型试点后，行政性工作增多，医护人员都抱怨参观的人太多，觉得一参观就

①《三坝镇中心卫生院关于急需解决我院执业资格人员短缺的报告》，三坝镇中心卫生院，2019 年 2 月。

得打扫卫生，整理纸质材料（访谈资料 B15，男，县医院医师）。

几个卫生院院长对三坝试点也表达了自己的看法："卫生院领导不想弄，人家觉得没意思，一共 20 几个人，没几个有水平的。用人家自己说的话：'你拿着我的钱，还让我去冒险'。有个医疗纠纷的他哪能解决得了。他们人口少，和周边三个镇加起来才 3 万人，想发展业务也很难。"（访谈资料 B01，男，乡镇卫生院医师）

那么，在长达三年的帮扶期间，三坝卫生院没有发展动力的问题，中医院和政府部门领导不知道吗？是否能调换一个试点吗？访谈后得知，中医院虽然作为医共体总院，但是典型试点的选择权并不在中医院，他们也没有权力更换试点，这项选择权在政策企业家团队在内的地方政府官员手里。之所以选择这个卫生院作为试点，在对政府官员和医共体总院的访谈中他们给出了答案："一是三坝镇距离县城较近，驱车大概四五十分钟就到了。东县作为山区县交通很不发达，很多卫生院距县城的距离驱车需要两三个小时；二是三坝镇卫生院硬件设施好，周边风景秀丽，有停车场地；三是三坝镇位于海拔较高的山上，卫生院医疗服务水平较低，地方老百姓就医寻诊需求较大。"（访谈资料 B14，女，县医院医师；B15，男，县医院医师）基于这样的原因，县政府官员选择该点作为典型试点。然而近三年的帮扶却没有效果，在市卫健局的领导在对东县医共体的督查工作中，市委相关负责人直言："你们（县卫健局和中医院）就是在浪费时间，这么多资源投入没有一点点起色。"（访谈资料 B15，男，县医院医师）随后，中医院将培养主力转移至甲代镇卫生院。

试点 2：有争议的中寨子卫生院试点

中寨子卫生院是县中医医院的分院，其距离县城中心不到 8 公里，交通便利。由于修高铁、建污水处理站的因素，十年来搬了 3 次家，前后获得了五六百万的赔偿款，所以医院的硬件设施在众多卫生院中数一数二。基于此，此卫生院被县委政府选中作为典型医共体建设试点。但是，该试点与三坝试点面临的困境基本一致，即医疗人才短缺。该卫生院人员有 22 个人，医师职称的有 5 个人，但是都没有经过管理病人的培训，只是可以解决多发病、常规病的诊疗。

2020 年 6 月，笔者跟随东县分管医疗的金副县长、卫健局两个局长及工作人员共同参与了对中寨子卫生院的督查工作。金县长来此的目的，是要督促中医院和中寨子分院，要加大力度培养一个分院典型。在座谈会上，金县长对分院院长问道："你县长有什么困难？"院长答："缺人、缺设备。"金县长进而问道："如果这些困难我们都帮解决，你计划如何发展？"（访谈资料 X01，女，县政府官员）在医院领导支支吾吾地回复中，我们发现他们并没有对未来的发展规划形成清晰的发展思路。林局作为具有专业知识的政府官员提出了自己的建议，他认为中寨子分院要利用其地理位置的优势，错位发展，形成自己的医疗特色，建立专家工作站，打响分院品牌，让老百姓不再舍近求远。此外，县政府官员一再强调，医共体总院要加大扶持力度，继续下派医务骨干和医疗资源，共同帮助中寨子分院发展成典型。然而，从负责中寨子的总院——县中医医院来看，2020 年县中医院共下派 5 人至乡镇卫生院长期驻扎，其中派到中寨子分院的医师就有 3 人，包括两名主治医师和一名护士。相对于其他一般试点至多下派一人的卫生院来说，中寨子分院的医疗资源是相对较多的。但是政府部门仍对这样的分配不太满意。

　　然而，对于任一医疗机构来说，生存发展常常被作为第一要务，任何项目和规划都必须建立在这一前提上。面对政府部门"加派人手"的要求，县中医院相关负责人对此表示十分为难：

　　　"我们全院共计 155 名医疗技术人员，其中临床医生仅一百多人，除去休假，其他安排的医务人员在岗人数不足一百，再让我们派人，我们真的派不出了，我们医院也得发展呀！尤其是本身没有发展动力、没有方向的医院，我们帮扶起来也很累。"（访谈资料 B14，女，县医院医师）

　　可以看到，县级医院并不愿意倾入过多的资源在没有充分发展动力的卫生院。在笔者访谈中，他们多次强调"医疗卫生服务的发展不是修楼，不是一朝一夕的事情，不能一味要求总院'输血'，要循序渐进地培养分院人才。"（访谈资料 017，男，县医院医师）东县也有几个成效明显、成果突出的医共体建设典型分院，我们以甲代镇卫生院为例进行说明。

试点 3：成功典范——甲代卫生院试点

甲代镇卫生院距县城 47 公里，辖 18 个行政村 1 个社区居委会，服务人口 29312 人。现有在职职工 59 人，卫生专业技术人员 56 人，高级职称 5 人，中级职称 8 人，初级职称 4 人。编制床位 38 张，现有床位 84 张。2008 年修建了住院部和门诊部新楼，基础设施较为完善。2017 年 5 月，与县中医院结成县镇一体化管理，2018 年 5 月，又纳入中医院管理的医共体系统。总院先后下派针灸科医师、内科医师等业务骨干，三年间累积下派 40 余人次，常驻分院，跟班一对一进行业务传、帮、带，每月一次手术示教，指导查房；卫生院也累积上派 8 名医护人员到总院轮流学习，业务能力得到很大提升。从效果数据来看，卫生院门诊与住院人次分别由 2017 年的 53642 人次与 1264 人次，上涨到 2019 年 58684 人次与 1446 人次。这三年间，辖区群众住院率下降近 10%的情况下，甲代分院住院率上升了近 15%，业务收入大幅度上升，医护人员绩效收入增加。该试点多次迎接了来自国家、省、市等多层级政府部门与医疗机构的参观，获得了一致好评。

在笔者的实地调研与访谈中发现，关于成功的典型试点有几个比较突出的特点在于：帮扶周期时间长，3 年、甚至 7 年（如川木卫生院）的帮扶时间，卫生院的发展确实产生了质的改变；医院领导者有较强的改革动力；卫生院自身医务人员数量能够完成卫生院医疗服务的基本供给；响应辖区内农民医疗需求。多年致力于东县医改建设的地方政府对如何培养典型试点是有经验的，但是，在近期的试点培养中，我们看到医共体总院在面临着帮助分院设住院部、规范化村卫生室、家庭医生签约、下派医师帮扶分院等多任务境况下，仍被行政力量命令继续加派医疗资源在中寨子卫生院的发展中。督查机制是为了让政策或领导的决策意志实践化、具体化，地方政府可以利用这个机制实现医疗资源的重组和调配。但是这个试点选择在政府组织中集结着过多的主体性力量的介入与影响。在政绩要求与官员任期的结构要素影响下，时间本身作为一种稀缺资源，在计划与督导中转化为一种结构性压力，对组织场域内的主体行为产生影响。尤其是"发展是硬道理"时代背景嵌入政府治理情境中，发展速度成为衡量政府治理绩效和治理能力的重要指标（余成龙等，2022）。然而，医疗服务水平的提升不仅要有合理的地方医疗发展规划，也需要长时间的效果累积。

（2）乡土社会中的"留人"策略

农村医疗人才短缺始终是限制农村医疗服务能力发展的难点问题，虽然医共体政策在制度设计层面打通了县级乡用的医疗人才计划，但培养农村本土医疗人才，以及驻派在乡镇与乡村的农村医疗人才如何长期留任，仍是当下棘手的问题。在此方面，林局多次提出"用当地人来建设当地"的人才培养策略，笔者在跟随林局等人到乡镇卫生院督查工作时，多次听到林局的这番言论：

> "上面调到村里的外地人才留不住，调到这里的人花十万八万都要把自己再调出去，走得人太多了，不培养自己本村的人才根本不行，要利用县级医院的人才，好好培养卫生院医师和村医。我们不要太过死板，你看那个陈村医，快四十了还没个老婆，大家看看身边有合适的对象给人家介绍一下嘛，不然这个村医肯定呆不住。你看外地人的董大夫，就是医院领导给介绍的老婆嘛，人家现在发展得多好，携家带口的，让他走他也不走。"（访谈资料 X03，男，政府职员）

此外，本书中报备的村卫生室村医虽然基本都是单个人，但笔者在走访村卫生室时，却发现很多父子组合、父女组合，以及夫妻搭档的村医。在了解后得知，作为较偏远山区农村，有一些村民人数较少且偏僻的村庄，村村有村医的目标很难实现。但是，很多村医会存在一些不符合国家制度规定的村医执业标准，比如，年龄超过 60 周岁，或者因文化水平限制未取得行医资格但却在农村社区具有威望的老中医等，其子女从事卫生医疗工作，并取得行医资质，但却因多年外出打工经历等搁置，缺乏医疗实践经验。基于此，地方政府采取了较为弹性化的措施，默许由资质合格却缺少医疗经验的子代村医，与缺少合格资质且医疗经验丰富的父辈大夫相结合的团队，共同为村民提供医疗服务。

此外，笔者遇到一些夫妻搭档的村医组合。在 Y 镇某村卫生室，丈夫具有行医资格且医疗服务能力较强，很受村民欢迎。但是除了医疗业务服务，村医也承担了很多公卫项目、健康扶贫等由政府部门分派的行政事务，需要做很多文件资料、数据资料等，该村医没有足够的精力应对这些工作。因此，其妻子虽然没有行医资格，但是却可以帮助做一些健康服务项目和行政事务等。这种搭档组合也是得到地方政府的默许，认为这并不是一件坏事："丈夫负责业务，妻子负责公卫项目，村医的医疗业务接得多，他们的绩效收入也高，公卫项目能保障村医的基本收入，这样有感情的'搭伙'才长久。"（访谈资料 X05，女，政府职员）

此外，关于政府管理部门对这种"搭伙"的默许，还有一个关于医疗就诊的社会逻辑存在。林局指出："在乡村里面，村民看病有个习惯找'顺手'的大夫看，不管他退休没退休，只要生病了都会接着去找他，让他开处方。根据政策，这种超过行医年龄的、缺少资质的大夫，又是我们要严厉打击的非法行医，村民不能找这样的大夫看病。可是我们这样的偏远山村，你不让这些人为村民看病，又能指望谁能为村民看病呢？没有人真的愿意下来。"（访谈资料 X03，男，政府职员）因此，面临农村医疗人才短缺的现状，地方政府也会在合法范围内做出一些调整工作，以保证有"人"为农民看病。

（3）"上派与下派"的任务督查

同样，来自乡镇卫生院的"上派"培养，与来自县级医院的"下派"帮扶，对农村医疗服务能力提升任务来说也是重要的内容与环节。只有农村医疗服务能力提升，才有助于形成有序的分级诊疗。在满足农村社会医疗需求的同时，也有助于满足政府的绩效需求。因为有序分级诊疗下，县镇医疗机构梯级报销制度，有利于激发一般患者优先到就近卫生院看病就医的热情，促进患者外转率、住院率、医疗费用下降，以及医保基金的结余。因此，地方政府对此项内容十分重视，要求各级医疗机构对"上派""下派"的方案、绩效考核、内容评估等多方面内容做出了规划，并作为重要指标纳入医共体的考核范围。在笔者参与的每一次医疗机构的督查中，县级政府负责人都会对此项内容进行再三强调。有2017年的医共体建设中，县中心医院医共体总院分别任命10位临床科室主任担任10家分院的业务副院长，县中医院医共体总院分别任命14名医务骨干到其分管的8家分院驻扎带教，并根据各分院业务发展情况进行替换，组织分院开展急救应急演练，并对护理人员进行礼仪培训，县级医疗机构对乡镇卫生院的支持力度前所未有。但是，关于这项工作的执行，并不是仅由政府重视就能实现目标任务的完成，还需要医共体成员单位的配合与执行。因此，在2019年后，县级医院的投入力度有所减少，导致这种状况的原因比较复杂，更多是对医共体激励机制不到位引起的，但是政府部门依旧很重视。关于这个问题，后文将会做以解释。

（三）农村医疗能力提升项目中的一般项目

在督查治理中，各层级的督导小组往往关注于医改成效数据的改变和医保基金的结余数据等，医共体"师带徒"项目、远程视频系统、全科医生工作室、三级联动的"家庭医生服务队"等项目，作为地方农村医改的创新方式作为过程变量没有被给予足够的关注，很多只是通过挂牌与文件存档的形式来证明这些项目的存在与发展。换句话说，如果各医共体组织能够实现医保基金的结余，医疗机构的各项运行数据和辖区居民的健康水平数据能得到有效的改观，即使作为手段工具的能力提升项目没有得到很好的执行，也会被认为是较为成功的改革，即实现医改治理的"手段"与"结果"相比并不重要。在笔者调研期间，参与了市卫健局对各县农村医疗机构发展的执行工作的视频会议督查，在东县被点名没有发展全科医生工作室后，东县医共体总院迅速展开了对各村卫生室的全科医生工作室的挂牌仪式，在短短两三天内，实现了全科医生工作室的全部挂牌。县中心医院相关负责人还表示，这个速度不算什么，曾经在备战"家庭医生"资料整合时，有些村医不会整理电子版资料，他们甚至背着打印机下乡协助村医整理材料。由此我们可以看出，在这些农村医疗提升项目中，检查指标难以真正测量实际的工作水平，而这些"文本资料"、照片、台账等资料作为发展成果的依据是可以得到各级政府承认的政绩。因此，对于这些执行比较"简单"的一般项目，政府部门也不会投入过多的时间和精力去"纠正"。

（四）"按人头付费"医保政策的执行与调整

从范围内容上来说，卫健局、县级医院、乡镇卫生院与村卫生室处于同一个组织场域内，行政科层组织的运作规则不仅存在于地方政府机构，在多层级的医疗机构中，因公立医院"公"单位的属性，其在政策执行中也表现为层级性的治理。因此，在层级性的执行行动中，医共体成员单位原是独立的机构组织，在一定程度上，下层级医疗机构成为上层级医疗机构的科室或部门，当面临新的利益结构重组和权责再分配时，不同层级的医共体成员一定会存在着一些需要上级部门参与调解矛盾。此外，督查机制本身就是一定的"纠偏"治理行为，当上级政府在督查中发现了一定的沟通问题，也可以及时对现有问题进行调解。在此，我们以医共体制度中的关键内容——医共体成员的绩效激励政策为例进行说明。

各医疗机构成员单位能够积极参与医共体建设工作，主要激励措施之一为医保基金结余后对各成员单位的绩效分配。如何实现有效结余是两个医共体总院的首要任务。但是在 2018 年东县医共体执行半年后，县中医医院组建的医共体团队顺利实现了医保资金四百余万的结余，而县中心医院带领的医共体团队却发生了赤字。对此，参与整个医共体管理与建设全过程的县级政府部门并不是单向地批评县中心医院的管理问题，反而还认真听取了它的反馈意见：

> "在未搞县域医共体之前，在合疗经费（医保经费）上，一般情况下，县中心医院会用到三分之二，中医院会用到三分之一，因为中医院毕竟是个专科医院，医院是综合性医院，他们的技术能力、看病的范围是有差距的，中心医院本身消耗的合疗资金就多。所以在最初的医共体设计的'按人头'划分上，将中心医院划分了 10 个乡镇卫生院，中医院划分了 8 个卫生院，本身就是不合理的，不能单纯按照镇域人口来分。当时我们没有考虑到这个因素，所以一个紧一个松，所以县中心医院没有结余也不能全怪

它。他们和我们多次反映了这个问题，我们也觉得有道理。于是在 2019 年下半年，互调了两个乡镇，把两个人数多的镇给了县中心医院，这样合疗资金（医保基金）多一些。"（访谈资料 X03，男，政府职员）

　　在这里可以看出，在医共体建设中，县政府在多次与医疗机构的互动后，发现了根据镇域数量来进行"按人头"分配医保基金的制度设计并不合理，随即将人口多的两个乡镇分配给县中心医院，将两个人口较少的乡镇从县中心医院调至县中医医院。但是，"在很多国家，全科医生们有一定的底薪，付费者主要是根据他们吸引的参保者或者社区居民人数，按人头来支付起大部分费用。并且，引入竞争机制，即付费者允许民众在一定期限内更换注册，医保费用'随病人走'（顾昕，2008）。而在我国，"按人头付费"的游戏规则作为舶来之物，并没有引进核心的竞争机制。农民医保费用被按照行政性的地域进行划分，也就是说，行政干预决定了医保费用"往哪里走"，而不是作为服务接收方与医保筹资方的农民决定。这就导致医共体内部的医疗竞争活力并没有被激活，医共体内部的医保基金分配也无法达到均衡。因此，即使在对医共体执行的督查中发现了两个医共体间医保基金分配的不均衡问题，单纯由行政权力进行调整的方案仍然"治标不治本"，无法解决根本问题，甚至引发了其他问题。比如，东县将县中心医院托管的两个人口多的乡镇与县中医医院托管的两个人口少的乡镇进行了对换。其中，原本由县中医医院负责的安达镇在调配给县中心医院以后意见很大。整整仅一年，安达镇多次提出更换对接的县医院，都没有得到政府部门的支持。相对安达镇医疗发展的诉求，东县政府更加关注的医共体总院对医保基金结余的诉求。这项"纠正"行为，表现出一定的主观选择性。随着县中医医院带领的医共体实现医保基金的结余后，面临的是结余部门作为医疗机构绩效如何进行分配的问题。但是，对于政府部门来说，不论医保结余资金是否分配，或者按照什么样的方式分配，最核心的利益主体是医疗机构。于他们而言，只要医保基金能够顺利结余，便可以在一定程度上证明医共体政策方案的有效性，以及地方政府在医共体治理中的成效。从督查动力上来讲，地方政府并没有十足的动因指导与督促这项工作的落实。

督导治理的优点是能够在政策执行过程中及时发现亟待解决的问题，降低政策执行失败的风险，基于纠偏与调整的机会。在这个医保机制的进程中，我们看到了三个事实：第一，政府部门有机会、有条件掌握与了解医共体成员单位在执行中出现的各种问题；第二，不合理的制度设计本身会引发执行变迁，由于东县的医保制度改革方案缺乏科学的、合理的总额测算方式和医保资金分配方式，技术上的不足难以通过简单行政力量的再分配做以解决；第三，作为治理主体的地方政府利用行政力量对问题进行沟通与解决时表现出一定主体的选择性。比如，在面临县中心医院的赤字与安达镇卫生院更换帮扶医院的诉求时，县级政府支持县中心医院的诉求有助于医保基金的结余，可能会带来"好看"的数字，支持安达镇卫生院的诉求有助于地方医疗服务能力的提升，可能会带来"典型"的案例。在非此即彼的选择中，支持哪一方取决于地方政府治理主体的关注力，以及所能获得的利益考量。

在此，想澄清的一点是，笔者并不是在批判地方政府对不同项目有区别的注意力分配。任何一个组织，尤其是政府科层组织，在众多的发展项目中具有优先排序的治理是极其重要的。在地方政府的督查治理中，有限的注意力和医疗资源导致地方政府和医疗机构只能将目标集中于小部分领域。但是，医共体政策本身就是一个整个县域医疗资源提升农村医疗服务的过程，但是这种"重结果、轻过程"的督查方式在一定程度上不仅影响了资源整合效果，也影响了医改成效。在调研中发现，本应该作为医改重点的农村医疗服务能力提升项目，虽然有着"形式多元、内容全面"的设计，但在行政结构中的晋升、任期与时间要素，通过对组织结构内的政府官员影响，也导致了政策执行中的一些适应性变化。

第五章 "路径依赖"而"能动"：县级政府的治理策略

通过对县级政府治理过程的观察，让我们回归本书的主题，即东县地方政府的治理行为是否在执行过程中产生了一些适应性变革？他们在医共体政策执行中有哪些区别于制度设计的演化？又表现出哪些行为规律？

第一节 基于结构性的"路径依赖"

一、治理空间与路径依赖

纵观东县医疗改革的发展历史，我们看到东县医共体建设并不是在国家政策号召下的"一时兴起"，它是在县镇村一体化建设的基础上形成，其在基层医疗服务建设方面的内容并没有根本变化，也就是说，它是经过了近 5 年的县域内试点经验总结之上形成的。在医共体建设之前，就已经打造了县镇村一体化的卫生院试点，为东县国家级医共体建设的试点打下了可行性、可扩散的基础。而这个"试点"作为一种渐进式改革机制，一方面为地方探索的县—镇—村一体化的医疗实践探索提供了更强大、更深入探索的制度支持，另一方面也给予了县政府一定的治理空间得以进行因地制宜的适应性变革。

有研究者指出，中国政策和中国体制强大的适应能力应该归功于"有远见的反复试验"（韩博天，2010）。政策试验在一定程度上给予了政策执行反复试错的机会，但这更多是相对于国家政府而言。中央政策的宏观政策指向虽具有模糊性，地方政府在对政策细化时会不断增加执行压力（杨宏山，2014）。这种"国家级试点"下累积的执行压力与政绩期待，致使县级政府更努力地去打造医共体试点的样板，不仅要在最终试验成效上有所展示，即实现医保基金的结余、提升农村的医疗服务能力等，也要通过一些卫生院"典型样板"做生动示范。在这样的目标追求之下，地方政府成立了由卫健局牵头、负责的督查小组，通过督查治理机制对整个医共体的执行进行了全过程、分阶段、分任务的督查。在执行过程中以进度督导和结果验收的方式把控整体医共体建设方向，以"问题解决"作为治理活动的逻辑，发挥了重要的监管作用。但是，在制度环境与组织结构的背景中，地方政府的治理行为表现为在一定的科层化组织、规则和程序条件下的运作方式，既表现为对医共体制度的遵从，又体现为受科层组织行为规则的影响。在东县的医改治理中，"结构性"要素引发出一种较为稳固的"路径依赖"，即其治理行为表现为围绕既定规则行事的"惯例化"行动（Heffernan，2003）。

"路径依赖"原本被用来解释经济活动的行为逻辑，即经济活动一旦进入某种发展路径时，即使这一发展路径对经济发展并不是最优选择，也存在其他更好的选择，但是在实践过程中，很难对发展路径做出调整，它们会依赖原有的、固定的轨迹和路径行事。道格拉斯·诺思（1990）在《制度、制度变迁与经济绩效》著作中指出，技术变迁的路径依赖方法可以用来分析制度变迁。在东县医共体治理行动中我们发现地方政府的执行行为建立在遵守制度和组织规范的基础之上，受科层组织和制度环境的一些结构性要素的影响，他们表现为常规化、固定式运作节奏：一方面，他们必须在制度允许的范围内按照合法化的行动程序进行治理；另一方面，以往旧式的医疗体制治理方式依旧会强化医共体治理机制，使得地方政府维持旧有的路径和方向，而这种路径的选择比创造新的方式和路径更便捷、更省力，也更能保证政治安全。因此，在这样的治理工作中，我们也发现了一些可循的治理轨迹和路径。

二、关于正式规则运作行为

（一）强激励、强监督下的积极参与

在一个强激励和强监督的任务情境中，地方政府的科层组织更有可能会以政治逻辑与行政逻辑相结合的方式，按照符合政府组织机构与制度规

则的正式行为进行治理。在东县政府的医改治理过程中我们看到，在争取到国家级医共体建设试点后，东县无论是国家对县域医共体建设的重视，还是基于晋升预期与政绩表现的考量，强烈的激励触发地方政府对东县医共体建设投入更多的注意力分配，东县先从组织入手建立了正式的协调机制，又从制度入手，构建了系统化的医共体执行政策与方案。制度规则的强化能够协调复杂的运作，医共体作为一个系统化的医疗改革，需要与之相适应的体系化制度来维持行为的稳定性和合法性。如我们所看到的那样，东县首先在体系化的医共体建设中发力。

面临组织结构治理"碎片化"的问题，东县政府建立正式协调机制——东县医共体建设小组来强化政策执行的话语权与权责分配。然而，来自省市、甚至国家政府部门的关注与监督，在一定程度上也督促地方政府在合法范围内通过正当的方式来完成治理工作，对缺乏参与动机的部门与行动相关者采取强制动员的方式。比如当部门协作困难时，"高位推动"则是实现部门合作的有效方式（贺东航等，2011）。东县就曾多次通过"一把手"的政治动员，利用行政系统将医共体政策的任务、目标与权责进行层级下放与分配，并采用过程性的督查治理机制，以完成各阶段的任务。

（二）弱激励、弱监督下的非积极参与

在东县医疗体制改革的历程中，对医疗机构与医护人员的激励是地方医改政策执行的重要前提，这也在县级政府中得到了认同。但是，对于县级政府多部门的激励并没有放在较为重要的地位。换句话说，无论是医共体建设，还是其他形式的医疗改革，政绩受益的部门除了县级主要领导人外，还包括县卫健局、医保局的主要参与部门。对于医共体建设的其他职能部门，如发改局、人社局、财政局等，医共体建设项目只是常规的工作项目，即使十分出色地参与建设了东县医共体，也未必能获得了较为可观的利益。因此，无论是激励结构，还是监督结构，对这些职能部门参与医共体建设保持着较为弱势力度。由此，就其他职能部门，即使它们对医共体建设来说具有重要价值，但实际中也表现为非积极的参与。

如果医共体设计或执行未涉及核心利益的调整与分配，这种非积极的态度并不会作为绊脚石，反而会推动以卫健局为主提出的各种政策提议的进展。一旦医共体制度与其他部门的核心利益挂钩，这种"弱激励与弱监督"的结构条件就有可能导致部门间的难以协调的合作。比如，在涉及医疗机构激励政策的编制改革、院长年薪制改革、医保制度的修正中，纷纷以失败告终。那么，可能有人会问，作为正式协调机制的医共体工作小组没有发挥部门联动与利益协调的作用吗？通过观察我们发现，科层组织在执行过程中产生了一套协同治理的机制，可以针对运行中的具体环节和内容进行调适，在一定程度上有助于克服政府碎片化治理的问题，但是关于核心利益的协调不会因为一个没有实权的临时机构的存在而真正得到解决，科层官僚机构的弊端依旧在这样的临时协调机构存在。工作小组发挥着难以替代的作用，但是也不能过于夸大它的作用。

（三）强压力、强监督下的政治运动

具有中国政府作为科层组织不仅是一种实现任务目标的组织，也是承载政治功能的组织。地方政府通过在政治上一直保持着权威治理体制（曹正汉，2011）。县级政府在对政治压力的回应中，会根据压力相宜行事。当监督力度过强时，政府部门往往会实现快速的动员，以期在短期内有可视的成果。

政府治理中的维稳逻辑所带来的副作用，即一种"不出事"的治理心态，会继而影响政府的治理行为。不出事不是指没有社会问题或矛盾，而是这些问题与矛盾不会超出政府的掌控范围（谢正富，2014）。在东县医共体中我们看到，无论是在没有提供住院业务能力的卫生院设住院部，还是安排不符合村医资质的村医为农民服务，都存在着医疗事故的隐患，地方政府与县级医疗机构想"维稳"，减少不安全因素，但是在强压与强监督下，他们还是"顺利"地完成了任务，但这种"顺利"只是形式上的开设，在实际中大家都默认了医疗安全的前提。

需要注意的是，农村医疗服务能力的提升有一个时间效应的问题。但当下的治理行为具有运动式与组织化调适的色彩，多采取一些"输血"方式，比如将县级医院医师、医疗器械等资源下派到卫生院，保证其达到开展住院部的条件。因为县级医院也要发展，早晚都会把驻派的医师重新调遣回来，所以，这种方式无法长期维持。因此，如果目标任务过于艰巨，长时间的"强压力、强监督"下的动员与维稳状态都难以持续，地方政府由此可能会陷入一种"困境"，导致一些"非正式运作"的行为。

（四）治理创新中的"惯性"

县级政府在治理中的路径依赖作为一种"锁定"和"惯性"的体现，即使是一种创新的医改体制，县级政府在一些事项中仍维持着原有的状态和行为方式，不论这种行为模式是否有利于医疗体制的发展，但仍可能被"锁定"在一种已有的状态之中。

从东县的编制创新、院长年薪制，以及医保结余方案的改革中，我们都能看到，即使一些政府部门与领导人十分想改变旧有的、不适应的体制机制，但也有很多部门与领导人不愿意改变旧有的行为方式，呈现出对过去医改治理路径的一种依赖，即使这种路径是无益于改革发展的，他们也会保持原有的治理状态。关于路径依赖形成的原因，吴敬琏（1995）认为其受制于原先路径下的既得利益的支持、政策的正向效应与反馈、个人与组织的集体学习，以及后续相关政策的强化。因此，在制度环境与组织结构没有根本改变的情况下，"结构性"的治理路径有其稳定性。

比如，在医共体政策中，设计了很多内容来推动政府部门的"放权让利"，通过授权医共体成员单位的人、事、物、财等管理权来强化医共体内部的自我管理与发展的能力。但是当这项要求在进一步执行时，医共体需要更深程度的"放权让利"格局的形成，仅靠医共体政策对原有的权责安排进行调整是难以改变的，既有的利益群体难以支持这项措施的真正落实。

三、关于非正式运作行为

在社会学关于路径依赖的分析中，拉古·格拉鲁德等研究者（Raghu Garud & Michael A. Rappa，1994）指出，路径依赖作为一种社会认知现象，与行为惯例、社会关系及主体的认知结构息息相关。在医共体的治理过程中，治理主体在基层社会中的人际关系与行为模式也会介入治理中，表现为非正式运作模式。尤其是在监督结构弱化的情况下，治理主体会产生"结构之内"的执行"共谋"或选择性执行等。

（一）强压力、高难度下的困难情境

基于医共体治理的观察，笔者认为医共体建设中非正式运行行为的出现，很多是强压力、高难度情境下的影响。一些高难度、多任务目标的政策设置对于农村医疗机构来说过于有挑战性，其实际拥有的资源、能力与地方医疗需求等都无法实现政策要求的目标。然而，很多来自省、市的刚性政治任务要求医共体单位必须完成。在这样的困难情境下，县级政府会采取一些非正式运作的手段，来确保任务工作的顺利完成。

比如说在医务人员较少、医疗资源和病患需求不足的卫生院建立住院部的任务要求，或者对本就医疗服务能力不高的村医要求中西医结合的治疗方式、在所有村卫生室成立全科医师工作站等，这些都是忽略地方医疗机构实际能力的要求，地方政府在督查治理中却给予了一些弹性空间，只要有病床、有器械就确认为达到了"已开设"的目标；只有到达了中医药的种类、有中医药柜就确认为达到了"中西医结合"的治疗方式；只要有挂牌，就确认建立了全科医师工作站。

他们之所以采取这种非正式的治理方式，是因为作为科层组织的结构性分析要素——"时间"在加入医共体的督查治理后，让政策目标和任务也变成了一种有"压力"的约束，对执行主体来说是一种完成任务的压迫感，支配了整个治理过程。在这样的境况下，作为科层组织的地方政府会采取一些正式制度之外的方式来应对任务要求。其中，基于指标文本型、数据型的督查内容，成为结构性路径中最容易实现的部分。

（二）"时间—指标"评估下的变通

从"结构性"的角度来讲，应对这种困境，主要采取一种以指标为核心的督查，以此来验证是否实现任务目标，督查者也将有意地忽略其他对任务实现更为重要的目标。指标往往被分为"量化指标"与"非量化指标"，前者是可以用具体数字对督查内容进行明确规定的数据文本，后者是无法使用清晰、具体的数据对工作任务进行明确量化的指标（王汉生等，2009）。指标作为一种刚性执行标准，尤其是量化指标，在督查中更容易吸引督导成员的注意，也更容易作为衡量工作的标准。

在一系列指标的具体细化与数量设置上，县级政府的制定标准是以市级或省级政府要求为参考，一般情况下只能高于上级部门的要求而不能低于参考标准。也就是说，地方政府处于一个较弱势的讨价还价地位，只能以制度规定的标准化数据形式。为了完成任务目标，作为下级单位的"医疗机构"只能努力去实现来自县级政府的"指标化任务"，尤其是量化指标的任务。比如，在以提升乡镇卫生院和村卫生室医疗服务能力为主要考核内容的督查工作中，督导小组公布了东县《关于开展三排查三清零"回头看"工作的通知》，要求医共体各成员单位对 20 项检查内容，54 项指标逐一进行确认和督查。此外，包括前文所述的标准化村卫生室建设和家庭医生签约项目等，都是以指标为主的督查，而医疗机构的实际医疗服务能力、作为服务对象的农民对其服务的满意度及需求状况等，并没有被重视。

在县级政府的过程督查中，我们看到几乎所有的任务安排与目标都要求行动主体在一定时间内完成，作为医改治理的底层政府，它无法绕过组织结构和制度的规则，无法减少自己的任务量，所能做的只是尽可能提高科层效率，即在有限的时间内，最大限度地完成任务，呈现出改革的"样板"，以此通过宣传获得政绩。从县级政府对典型试点三坝卫生院、中寨子卫生院的高度关注，就是"时间"被纳入治理后的不切实际的样板追求。在此之中，时钟和数据、文本指标等变成了协调和控制的工具。

然而，这种僵化的、程序化的结构性应对逻辑，有时依旧难以实现任务目标，作为具有主体性价值的治理主体，会通过主体间的关系、人情与能力等来完成任务。比如，利用个人关系变更考核结果（艾云，2011），通过讨价还价、资源利益共享等达成治理部门间的合作与集体行动（李侃如等，2011），利用人情关系与面子动员来获得群众支持和肯定（李友梅，2022）。在东县医共体的治理中，我们也能看到类似的治理方式，地方政府可以参与一些"主动性"的行动，或是"变通"，或是与下级医疗机构的"共谋"，亦或者是一种制度许可范围内的"创新与突破"。因此，非正式运作不仅体现在结构性层面，也更体现为一种主体性的参与建构。然而，这种非正式运作的真实效果如何，是对现有政策的创新还是破坏？常常取决于治理主体的关系、资源、能动性的运用。

第二节 基于主体性的"能动"治理

正如古语所言："使贤者居上，不肖着居下，而后可以理安。"在上文的讨论中，我们看到路径依赖式的治理行为往往会过于程序化和稳定化，甚至可能会阻碍治理创新和政策执行。在面临这种结构化的困境时，"贤者"

的能动价值对政策有效执行发挥重要价值。甚至一些结构性的要素也会在主体能动治理中得到重塑，无论是关于医共体的制度、规则，还是在执行中的时间、指标与任务等，都存在被主体建构的可能，尤其是掌握权力与权威的治理主体。

一、关系与人情

杨念群（2001）曾指出："与城市相比，农村社会中的程式化和模式化程度较低，实践中缺少一成不变的正式程序和规则。然而在许多情况下，即使有这样的程度和规则，也不一定真正发挥作用。相反，想解决一些重要且敏感的问题，往往需要采取非正式的方式或随机处理的弹性手段。"

一个医共体政策执行的医疗情境中，所有与医疗相关在执行者都处于一个紧密相连的关系行动网络之中。尤其是在一个地方社会中，人际关系与情感因素等渗透至这个行动网络，地方政府行动者也会借助日常生活规则、民间观念、熟人关系、人情等来促进地方社会的行动者对自身的支持，这种凝聚情感与地方性规则的"工作方式"，在一定程度上增强了地方政府在乡土社会推动政策执行中的情理合法性，有助于政策的落实。比如在推进重点任务的"医疗人才培养策略"中，针对农村医疗人才资源匮乏的情况下，地方政府采取"介绍对象"的方式以达到留人的目的，在难以完成"村村有村医"的任务目标中，结合地方医疗情况，采取被村民认同，但并不符合村医制度规范的父子组合、父女组合，以及夫妻搭档的组合式村医。

此外，熟人社会中的关系也会影响着督查治理的状况。在卫生院住院部的设置和标准化村卫生室的建设中，完全按照指标任务来核查时，很多医疗机构并不符合标准。督导小组的组长曾对笔者讲道：

"中国是人情社会，就这么大点地方，大家都是熟人，你是领导你也不能太督导得太过分。我们都有任务，要按照任务去督促工作的执行。但是你也知道，有的任务就是无法完成，或者是他（医疗机构）没有完成的，你得照顾人家的面子，太严格了人家没

动力了，下次还听你的话吗？我们要有限度地灵活应对。"（访谈资料 X03，男，政府职员）

另外，很多与医疗相关政府管理人员，都是从乡镇卫生院或县级医疗机构提拔上来的。因此，在有限的治理空间内，治理主体也会对督查的"指标"进行调整，尤其是对于非量化指标的"宽容"。甚至是在典型卫生院试点的选择上，也涉及一些政府官员与医疗机构间的私人关系。有卫生院院长在谈到这个问题时直言：

"我们想发展，也有能力发展，想争取医共体卫生院典型试点的资格，但是我们没有那个关系，到哪都得靠关系，你得去拼酒、拼人脉。"（访谈资料 Y02，男，乡镇卫生院副院长）

"中国社会，没有'后台'的人，你的上升空间很小。就像孙悟空打妖怪，那些有背景的妖怪哪个被打死了？都没有，都被神仙救了，打死的是小妖怪。我们也是，想发展典型、想拉资源、想去县医院发展，你都需要有后台，有关系。"（访谈资料 Y04，男，乡镇卫生院医师）

二、机会与资源利用

（一）领导力、专业力与资源利用的平衡

在东县政策企业家团队中，既有极强权威力与领导力"一把手"支持，也有懂医疗、常年从事医疗的专业人才参与，既掌握了地方医疗资源配置的权力，又掌握着医疗专业发展的系统知识，这些力量为地方医共体政策的重构、具体化，与医疗资源的调度、分配、整合、利用发挥了重要作用。通过前文对医共体治理的回顾，关于治理主体在资源利用方面的发挥，如表5-1所示。

表 5-1 医共体治理中地方政府主体对资源利用的形式与内容

资源利用形式	内容	具体项目
吸引外来资源	争取国家医共体建设试点，吸引来自中央与省市的关注与资源投入	获得政策支持与部分建设资金投入；加入城市医联体建设；对接北京三甲医院远程指导帮扶
资源分配	对农村医疗机构发展的政策倾斜与资源投入	某些卫生院获得典型培育的资格；促进县级医疗人才的下沉；推动县级医院的医疗器械下沉卫生院；推动村级义诊活动
	两个医共体总院与分院的帮扶组合	因涉及镇域人口与医保资金总额量，并非是"自愿的双向选择"，具有一定的主体偏好
资源拓展	建立省际医疗合作项目	给卫生院引入 600 万的医疗设备投资

资料来源：本书整理。

掌握权威力的政策企业家团队，通过对机会与资源的把握，能够获得更多来自国家、省、市级政府的关注与资源投入，甚至能够改变医共体政策执行的方向。但是这样的治理过程也呈现出一定的主体偏好。

（二）构建政绩亮点，推销政策理念，吸引更多资源

医共体建设是县域内自我救助、自我发展的医疗建设机制。在医疗资源有限的县域医疗建设中，"撒芝麻式"的帮扶提升工作对于农村医疗机构来说难有实际成效。林局长对此观点十分坚定，从县镇村医疗一体化建设至医共体建设初期，政策企业家团队也一直是秉承着这一思路。

但是，政策宣传是吸引资源的另一个重要途径，也是扩大地方影响力，吸引更多资源的方式。通过打造东县医共体建设的品牌，政府官员可以获得更多的关注力、资源，以及职位晋升的机会。因此，东县在正式成为国家级医共体建设试点后，开始努力培养自己的典型试点。在前期医疗卫生县政村一体化的工作基础上，以政策企业家为首的地方政府官员陆续提出将"川木卫生院"、"三坝卫生院"、"甲代卫生院"、"元含卫生院"和"中寨子卫生院"，先后向其倾入更多的医疗资源，包括帮扶带教的县级医师、建设资金和医疗器械、县级政府的关注度等。对于县级政府来说，这也是最快的时间产生政绩最有效的方式，这几个典型试点也通过强有力的政策

执行，大部分产生了一定的效果，并受邀在县级、市级、省级，甚至国家级医共体或医疗改革大会中分享经验，以及各层级参访机构的参观、调查，为地方政府赢得了不少的口碑和资源。

三、主体能动性发挥

作为医共体试点县，县级政府在负责政策执行的任务上要具有一定的弹性，也就是说要具有一定程度的政治自主权，才可以进行一些有效的探索与执行。同时，县级政府官员也被赋予了一定的政治能动性（杨雪冬等，2013）。

企业家被描述为历史进程的产物和社会的代理人，同时也是改变世界形态的社会力量的代表和创造者。因此，治理主体的创造性与能动性也不容忽略。根据西尔维娅·多拉多（Silvia Dorado）对主体能动性三分类的讨论，结合治理主体的行为，依据表 5-2 所示，笔者对三种类型的主体能动性进行解释。

从东县医共体政策体系化建设中，我们可以看到，与医疗相关的政府官员是具有自主性、创造性和内部一致性的群体能够对整个县域的医疗卫生发展状况进行规划和领导。在笔者的访谈中，一些地方官员在介绍访谈对象时会说："这是我们县医共体建设的总设计师/总指挥家。"他们利用自身的专业知识和经验，通过对其他地区先进医共体县域的走访、学习，才形成了对医共体建设的理解、构想。这个过程是极具能动性的过程。在这个过程中，惯常型的主体能动类型形成了一定的抵制作用，导致编制改革、院长年薪制等激励政策创新的失败。但是，也同时由于"一把手"的认可与支持，使得医共体制度最为关键的"医保支付方式的改革"能够得以推进。

在政策执行具体落实在各层级的医疗机构中，无论是医共体身份界定、政策破冰、医共体蓝图预设、医共体价值宣扬，或者是一些行为限制规定等，都是治理主体对这些内容进行一个理解、意义建构的行为，才能在执行中形成对医共体建设的认同与价值共识。此外，在对医疗机构执行行为的督查中，采取怎样的治理方式和手段，如何对出现的问题进行调整，也是与主要领导者的知识、经验与能力相关。

表 5-2　地方政府能动治理的形式与内容

理论维度	二阶主题	一级构念	相关行为方式	具体表现
治理主体能动性的发挥	惯常型	创新抵制	捍卫旧式的行动方式	激励创新中的失败：编制改革、院长年薪制等
		惯例遵循	维持旧式的思维模式与行动方式	抵制医疗机构的逐利行为
	意义建构型	医共体身份界定	组建新的机构管理模式和一体化供给机制	卫生院作为县级医院的分院，相当于总院的科室部门
		政策破冰	医保支付改革方案	结余留用，绩效激励
		蓝图预设	对医共体政策目标的预设	建立典型，政策宣传
		建立竞争	形成两个县域医共体	人、财、物管理与绩效等独立管理
		价值宣扬	将县级医院的帮扶看作是对农村医疗的反哺与回馈	东县历史脉络中农村医疗对县级医疗发展的支持经历（县级医院的发展建立对卫生院人才的虹吸）
		行动约束	缺乏对某种行为的政策许可，压缩了行动空间	医保结余基金的使用方式未有详细规划和设置
	策略型	政策响应	响应上级政府与中央政府医疗改革的号召	抢争全国医共体建设试点
		策略调整	执行中的纠偏与变通	根据镇域人口划分医保基金给两个医共体的方式存在争议
			执行困境中的弹性策略	农村医疗人才下沉的激励

资料来源：本书整理。

　　我们看到，包括政策企业家团体在内的地方政府官员，也在一定程度上形塑医共体制度本身，甚至可以使制度设计的目标发生偏移。权力运作空间在日益增加的制度规范性要求下受到约束，但也在充满人情的地方社会中得以再生产和扩展。也正是主体性力量的参与，增加了医共体政策在地方上执行时产生灵活多变的适应性。

　　在本章医共体治理的分析中，笔者更多的是从医疗服务机制的建设与管理层面做出解释，而对更深层次的医保与医药方面的治理缺乏讨论。需要说明的是，在医改治理中，作为系统工程的医疗改革，三医联动是难以分开的。但在东县，医药服务为省级统筹，由"三统一"平台统一购买、配送，而医疗保障部分的管理权在东县医共体建设后，就由卫健局转移至新成立的县医保局，之后又由归市级统筹，地方政府拥有较少的发言权。因此，并不是笔者刻意回避其在医保和医药层面的治理情况，而是只有在医疗服务的改革方面，东县政府才表现出较大的治理权限，我们也更能观察到深刻、细致的治理行为逻辑。

第六章 "依赖"与"自主"：医生群体的执行逻辑

在医共体建设中，对于地方政府来说，医疗机构的主要任务与目的就是两个：一是帮助提升农村医疗服务能力，二是实现医保基金的顺利结余。因此，作为医共体政策执行最关键的主体成员——各级医疗机构与医生职业群体是否能够积极参与并按照医共体的方式行动呢？在本章节中，笔者从医疗机构中的主要行动者——医生职业群体进行微观切入，由此来对其政策执行适应性变迁行为进行讨论。本书的"医生群体"，不是特指医学专业中的医生、护士等职业类别，而是泛指在整个医共体中掌握医学专业知识、具有医学专业行医资格的医务人员。本章主要想探讨的是，在医共体的组织场域内，医生职业群体的政策执行行为表现出何种特征？结构性和主体性要素又是怎样对此产生影响？

第一节　来自制度与组织的支持与规制

在本章中，笔者尝试从医生职业的切入点来看作为参与主体的医者群体是如何通过集体行动来导致医共体政策在地方社会执行中发生演化。

实践被认为是"公认的活动形式"，并且会根据具体情况和基本条件来引导行为。对于组织场域内的参与者来说，因为实践作为组织场域内的结构性要素，远离制度化的实践会产生高昂代价（罗纳德·L·吉朋森等，1991），制度可以保护实践，也可以破坏实践（史蒂夫·马格瑞等，2009），即可以在实践中实现"政策创新"，也可能在实践中导致"政策变迁"。

一、国家医疗行业制度的支持与制约

在新中国成立后，我国提出了卫生工作的四大方针，即医疗卫生体系

为工农兵服务，预防为主；治疗为辅；中西医结合；医疗卫生工作必须与群众运动相结合。这在一定程度上重构了医生的职业伦理，即医生必须为工农阶级政治服务（姚泽麟，2015）。建国后的计划经济时期，国家逐渐开始通过医生"收编"的形式，实现了医生职业身份的转变，将其纳入了事业单位行政体制。医生除了医治病患的专业身份，更重要的是成为国家公立医疗机构的单位成员，在医疗市场领域中占有垄断地位。这种编制形式的人事管理以及高度行政化的管理逻辑对医疗机构的职业人员身份影响一直延续至今。

在市场化浪潮中，国家对医生的执业环境进行了改革。减少了国家对公立医疗机构的财政投入，进行"差额拨款"，医疗机构需要自负盈亏。以其收入结构为例，政府的财政投入比例越来越小。据研究者统计，在 1998 年至 2011 年间，医疗机构几乎有九成的收入来源于医疗服务与药品销售（姚泽麟，2015）。虽然在 2009 年新医改后，国家不断强调公立医院的公益性特征，逐渐增加了财政投入，但公立医院财政补偿与医疗服务公益性的悖论问题依旧存在。根据卫生统计数据，2018 年财政补助收入占医院总收入的 16.7%，2018 年平均每所公立医院的总收入为 24182.9 万元，财政补助收入仅 2306.1 万元，占公立医院总收入的 10%（吴素雄等，2021）。由此可以看出，政府对公立医院的财政补偿机制不仅影响的是公立医疗机构的收入结构，更是对医生职业发展身份的定位。1999 年，我家出台了《中华人民共和国执业医师法》，明确规定了医生职业必要的资格条件，以及医生的职业自由。

在医疗服务方面，东县医疗服务定价由市级统筹，常年来医疗服务维持价格较低。以县级公立医院的医疗服务价格为例，专家挂号费 6.7 元，普通挂号费 4.7 元，病床费用每天 15 元，三级护理师的护理费每天 6 元，一级护理师护理费 10 元。卫健局工作人员和医疗机构人员纷纷抱怨"干医院的不如开宾馆的，拿手术刀的不如拿剪刀的"（访谈资料 X05，女，政府职员）。因此，医疗机构无法通过医疗服务价格来提高医院收入。在药品方面，药品"三统一"工作（县、乡、村三级公立医疗机构药品统一采购、统一价格、统一配送）为省级统筹，国家对其医药部分进行补贴。但是这一部分对医疗机构来说并非完全不可控，根据笔者在访谈中获得的数据显示，在县中心医院的医疗收入结构中，检查和化验收入占比较高，远达不到国家规定≤27%的要求。其中 2018 年占比 31.63%，2019 年占比 32.42%。反而，医疗服务收入占比较低，虽然从 2018 年的 25.87%上升到 26.60%，但也达不到国家要求的≥35%。在县中医医院，2019 年医院总收入增加了 11.97%。但是，医疗服务收入仅增加了 1.7%，说明增长很大的部分为药品耗材（关于国家通过医保来控制医生职业的行为，下文将会做详细论述，在此不多赘述）。此外，国家还以政策的形式对医生职业过程的方方面面进行了规范，比如编制管理、收入结构、医药种类名目与价格控制。

由此可以看出，国家在给予医生职业群体行医合法性的基础上，也参与建构了公立医疗机构。在科层官僚体制的干预下，公立医疗机构也被赋予了行政等级制的结构特性，同一区域的医疗机构被划分为不同等级，比如在东县就有二级的公立医院和一级的乡镇卫生院。其中每一级又划分为甲乙丙等，具有差异化的行政级别。层级越高的医疗机构分配的医疗资源越多，医疗设备高端、财政投入也更多，医药品种、医疗服务价格、高级职称名额与退休金等都占有优势地位。因此，在符合各方资质的情况下，越高水平的医生就越期待到级别越高的医疗机构就职。因此，医生群体，尤其是公立医疗机构的医护人员，很少会退出单位体制。他们往往沿着官方规定的职业路径来晋升，这是他们唯一的职业生涯（姚泽麟，2017），并接受来自国家与制度的行为约束。由此可以看出，医生职业身处组织结构，即接受来自科层管理体制和国家制度的结构性制约，又受市场环境的影响。

二、东县医共体政策的支持与激励

在前文对医共体政策的讨论中我们看到，医共体政策的出台被认为有助于调节医疗机构过度行政化与不正当市场化的发展问题，是一种倾向于农村医疗发展的制度安排，通过对县级医疗资源的重新整合与再分配，有助于对当下农村社会稳定的、不公正的医疗供给现状进行破冰。

对于县级医院来说，原先属于政府部门的人事权、组织和经费管理权等下放至医共体总院，医保基金的打包付费机制作为改革的抓手对提高医疗服务的居民满意度和医务人员的绩效激励方面发挥作用。并且，乡镇卫生院作为县级医院的分院，相当于总院的职能部门或业务科室，总院对其进行垂直管理。这种来自地方政府的"让权"是在医共体政策下的新型权责分配，让县级医院作为医共体总院能够充分的管理权责，实现辐射带动、共同发展。

在农村医疗机构层面，东县大多乡镇卫生院本来就存在着能力弱、难留人、病人少的发展难题，一直以来医疗业务发展萎缩，多靠公卫资金供养。医共体政策的出台，乡镇卫生院不仅能获得改善医疗服务能力、提升医院管理等的机会，更是打通了县乡两级人员流动机制的制度壁垒，实行了内部竞争机制，医共体成员能上下流通，为农村医务人员提供了合理的晋升渠道。县乡两级的人才流通渠道，分院作为总院的"科室"，改变了原来与县级医院竞争的弱势地位，在保证医保基金结余的情况下，也有 30%的结余可作为绩效工资的分配。乡镇卫生院定期组织对村医的医疗和健康管理项目的培训和督查工作，以此来合法化、规范化村医行为，并增加了村医的绩效考核奖。由此，农村医疗机构的医生职业群体能获得一定的经济激励和晋升激励。

三、医疗组织机构行为规制与职业收入构成

目前，我国公立医院的薪酬制度是依据 2006 年出台的《事业单位工作人员收入分配制度改革实施办法》（国人部发〔2006〕59 号）而制定的岗位绩效工资制。医生职业的收入包括：岗位工资、薪级工资、绩效工资和津贴补贴等福利。2015 年，国务院发布了新版的《事业单位专业技术人员基本工资标准》（国办法〔2015〕3 号），又进一步规范了医生职业群体的岗位工资与薪级工资（即"基本工资"），针对这一部分，只要具有同等学历、年资和职称，无论在哪层级医疗机构的医务人员，其工资收入保持一致，且较为稳定，由政府财政支付在编人员的基本工资。绩效工资主要根据医生对医院的贡献情况来定，这部分医疗机构具有一定的灵活标准，主要由医院收入部分支出。津贴补贴主要针对艰苦边远地区或特殊工作岗位的人员而已，东县的农村基本符合艰苦边远地区的情况，所以在乡镇卫生院工作的医生群体也享有每天 40 元的津贴补助。除此之外，现有研究中也指出，医生的收入除了上述所致的"正式收入"，还包括回扣、红包等其他形式的"非正式收入"。（姚泽麟，2017）关于非正式收入，本书不做讨论。因此，

结合笔者的调研情况，关于东县医生职业群体的收入结构如图 6-1 所示：

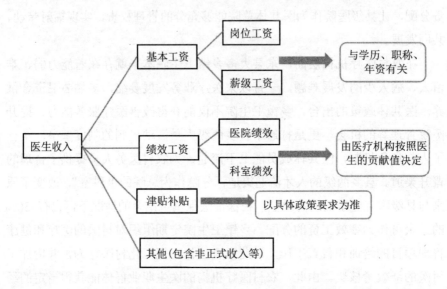

图 6-1 东县医共体内医生职业的收入构成

据图 6-1 可以看出，医生职业群体如果想提高薪酬，能做的改变有提高学历、职称，或按照医院要求努力提升对医院的贡献值，增加绩效工资。根据现有研究，绩效工资往往在医生薪酬比重中占比较大，即占70%的比例，其他三类则仅有 30%（张潘，2017）。医生职业收入与医疗机构的经营收益息息相关，也就是说，政府或医院通过内部的经济激励或晋升激励等措施，可以直接影响医生的职业行为。因此，在构建县—镇—村一体化的医共体的制度设计中，地方政府主要依靠医保支付机制的改革作为激励杠杆来调动医生职业群体的积极参与，在结余医保基金的激励下，为了实现结余，医疗机构也设置了一些绩效激励的措施以动员医生职业群体的积极参与，尤其是县级医院帮扶乡镇卫生院医疗服务能力提升项目的"上派"与"下派"工作。

1. 县级医师"下派"的激励

以绩效考核引导医务人员在医共体内合理流动，以促进优质医疗资源下沉。下派人员在帮扶卫生院工作期间，保留其在原单位（县级医疗机构）的待遇不变，绩效考核按科室人员平均绩效工资发放。此外，下派人员除享受正常下乡的津贴补贴外，可下派期间的表现将作为今后外出学习、晋级职称、选拔任用干部等方面在同等情况下优先①。

以县中心医院下派至甲代镇卫生院的李红为例，在其 2018 年 7 月的收入中，她在原单位基本工资待遇不变的基础上，绩效工资上浮 50%，即 3035元的科室绩效工资上浮 50%，即 1518 元，再加上甲代镇分院 2059.5 元的绩效工资，以及 500 元的生活补助，合计增加 4077.5 元绩效工资。

2. 乡镇卫生院医师"上派"的激励

乡镇卫生院（分院）按计划到县级医院（总院）轮训，轮训人员享受总院所在科室的绩效工资分配。根据《轮训人员考核管理》要求，对来自乡镇卫生院上派的医务人员，能独立执业的轮训人员随同所在科室人员一并考核，发放绩效工资；不能独立完成工作，以学习为主的轮训人员由科室考核，按后勤人员发放绩效工资。后勤轮训人员随科室考核，发放绩效。考核 95 分及以上者按 100%发放；考核 90 分及以上，95 分以下者按 80%发放；考核 85 分及以上，90 分以下者按 60%发放；考核 80 分及以上，85分以下者按 40%发放；不合格者不发放绩效工资。

第二节　医共体建设中的政策干预

东县医共体建设中，政策本身的内容设定在很大程度上干预、影响了医生职业群体的专业化行为。主要体现在三个具体政策内容层面，即医疗服务体系建设的相关内容、医保支付改革方案，以及国家基本药物制度。

一、医疗服务体系的再建

医共体政策中的农村医疗体系再造，是建立在县乡机构"一体化"、人员使用"一盘棋"、财务管理"一本账"的基础之上，由县级医疗机构（总院）对其所要帮扶的卫生院（分院）进行统一管理，在此基础上，构建县镇村一体化运作的医疗卫生服务体系。在医疗服务体系重建方面，从上看，

---

① 东县卫健局：《东县医共体下派人员管理办法》。

该目标的实现需要行政放权的体制空间，从下看，需要培育农村医疗服务能力的本土力量。但在实际政策执行中，这两个方面的政策设定都未能完全执行。

（一）行政放权的体制空间未形成

政策承诺给总院的人财物的支配权也未完全实现，医共体没有打通县镇两级医疗机构的上下层级，仍是"两张皮"。"财务虽在一起管理，但仍是单独的账户，耗材物品购买，仍需政府部门审批。"（访谈资料 B14，女，县医院医师）总院虽然参与了分院的人事招聘，但对分院院长的任命并未不自主，行政力量仍主导决策。"我们原本可以对分院人员流动进行支配，任命分院院长的权力也在我们手里，但我们任命过几次政府都不认可。权力是空的，我们只有建议权，听不听你另说。"（访谈资料 A08，男，县医院医师）针对这种问题，县级干部也做出了解释，主要是由于对医共体成员单位的不信任，担心放权之后医共体走向市场化、忽略医疗服务供给的公共性责任。（访谈资料 X02，男，政府职员）

（二）医疗服务能力提升的有限性

1. 多重任务的冲突

公立医院的一个显著特点——公立医院是一个典型的任务多重性主体。对公立医院的考核是一个多任务委托代理问题（李玲、江宇，2012）。而这样的属性在医共体成员单位中依旧存在。

关于农村医疗服务能力提升项目，东县医共体设置了"上派与下沉"、"传帮带"、学徒制、全科医生、家庭医生签约多样化的健康管理与服务项目。每个项目都有设定各自的目标、多样化措施与任务完成的形式。并且在笔者 2020 年的调研期间，又恰巧是健康扶贫和新冠疫情防控的关键时期，各医疗机构还承担着贫困户的健康管理工作。但是，无论项目名目如何变化，执行主体仍是县镇村三级的医生职业群体。在具体实际过程中，在国家"医防结合"、"大健康"的政策号召下，农村医疗服务发展的规范化也逐渐强调层级之间的联合、医疗与公卫的联合，服务提升项目设计的精细化、连续化，医疗机构与医务人员不是单纯地提供医疗服务或帮扶下级医疗机构提升医疗能力，反而需要承担多种形式的考核任务，这在一定程度上影响了医生职业群体的本职工作。在笔者的调研中，不少医生都向笔者抱怨："现在的医生既要做医疗服务，又要做行政工作，还要负责扶贫工作，任务很多。"赵主任针对县中医院健康扶贫任务做了如下介绍：

> "目前，健康扶贫是第一政治任务，其次是疫情防控，所有的事情都没有这个事情重要，所以有时就得放下手头的任务去做这样的事情。但是我们作为业务单位，这些行政任务对我们业务影响很大。有时候像院长、科室主任等专家，也要下去包村扶贫。并且，扶贫下乡的时间不是固定的，上面检查或者有事情了会临时通知包村干部下乡，医院没有办法及时通知老百姓专家接诊的时间（中医院市级名医只有2个，一般专家有十几个）。很多病人来我们医院都是奔着专家来的，病人来了会说'每次等到你们排班的时间了你们人都不在'，这样下去病人可能都不来了，很影响我们业务发展。最开始高院长（市级第一批名中医）也包户了，但是找高院长看病的人太多了，我们就协调了一下。目前还有2个院长级别的专家还在包村扶贫，黄院长是皮肤病专家（市级名中医），吴院长是外科手术专家。"（访谈资料B16，女，县医院行政人员）

这种情况在"上面千条线，下面一根针"的乡镇卫生院更是如此，大部分卫生院存在医疗人才资源匮乏的问题，面对复杂的医疗服务与健康管理事项，"一个萝卜多个坑"是基层医生群体的真实写照，"一个办公室挂六七个牌子对卫生院来说都是常见的事情。"（访谈资料A08，男，县医院医师）在笔者参与对"健康扶贫""标准化村卫生室建设"的任务督查团队中，同行的卫生院人员既有口腔大夫、护士，也有麻醉师等，负责乡镇公共卫生的副院长直言："没有说只有公卫的人才去做，临床医生只负责业务，考核任务优先，需要你配合的都得配合。"（访谈资料D02，男，乡镇卫生院副院长）

因此，在医务人才短缺的卫生院，县级医院"下派"到卫生院的医师，不仅要承担提升卫生院业务能力的任务，有时也要投入到卫生院的日常工作中，如值班、下乡检查等。对此，县级医院的医务人员也经常抱怨。（访

谈资料 X03，男，政府职员；B14，女，县医院医师）

村医也是身兼医疗与公卫两项工作内容，具体表现为村庄医疗业务和包含 14 大类的公共卫生项目[①]。以其中一项的居民健康档案管理为例，村医需要针对不同人群（普通人群、重点人群、慢病人群、大病人群）等根据需要分别填写居民个人基本信息表、各项检查记录、服务记录、健康体检表、随访记录等 20 余个表格，并需要村医将这些个人健康信息与随诊信息统一汇总到信息化数据系统平台。此外，国家政策还要求各地区的农村医疗机构在各个项目实施过程中要结合全科医生制度建设、分级诊疗制度建设和家庭医生签约服务等工作，实现项目间的联动，利用家庭医生签约服务的方式做好居民的基本公共卫生服务[②]。注意力的有限性导致医务人员需要在居民生命档案化建设和辖区居民健康管理上投入大量的时间与精力，无法专注于医疗服务能力的提升，在一定程度上挤压了村医医疗水平提升空间。

笔者在调研中观察到一些村医都在忙忙碌碌地整理材料，很少见到医共体政策中要求的"卫生院开展对村医的培训项目"。在笔者提到村医能力提升方面的问题时，某村医回道："这不得整资料嘛，天天整资料录数据信息就能忙死，哪有时间培训、学习，有时间不耽误了病人看病就不错了。"（访谈资料 Y08，男，村医）笔者在甲代镇北街村调研时，多次想找魏村医进行访谈，每次来不是患者太多，就是卫生室闭着门，追问原因，魏村医说：

> "我在房间呢，一开门就来很多病人，我需要关门做资料，前天卫生院的人还督查我呢。经常有病人找我我不在，他们问我你这个大夫不看病天天跑啥跑，我就和他们开玩笑说：'现在看病对

---

① 2017 年，公共卫生服务项目内容由原来的 9 大类扩展至 14 大类，具体包括居民健康档案管理、健康教育、预防接种、0-6 岁儿童健康管理、孕产妇健康管理、老年人健康管理、慢性病患者健康管理（高血压、糖尿病）、严重精神障碍患者管理、肺结核患者健康管理、中医药健康管理、传染病及突发公共卫生事件报告与处理、卫生计生监督协管、免费提供避孕药具、健康素养促进。这项工作由乡镇卫生院与村医负责。

② 国家卫生计生委：《国家基本公共卫生服务规范（第三版）》，http://www.nhc.gov.cn/jws/s3578/201703/d20c37e23e1f4c7db7b8e25f34473e1b.shtml.

> 我来说不重要，我要做资料，我要去签约（家庭医生签约）'，把他们给气的呀，哈哈。"魏村医表示，之前每周都能找两天空闲时间去夜校学习，但现在没时间去了。（访谈资料 D08，男，村医）

可以看出，这种过度的行政压力与任务已经对村医的业务工作造成了影响。笔者在查阅东县医共体资料时，也意外发现一封村医们的联名上书，其中明确指出健康扶贫压力对医疗业务造成的影响：

> "今年的扶贫任务重，村医的健康扶贫工作耕种，我们几乎成了全脱产的了，经常白天和黑夜都在工作，入户、填报工作量很大，各种资料表册多，集中加班时间也很多，白天晚上都在填报表搞贫困，很笨没时间去看病，有好多群众就有意见"。（2019 年 9 月 23 日）

2. 对临床医疗服务的干预

临床医疗服务本是医生职业团队提供的专业医疗服务，但是由于地方政府掌握着医疗机构的人事任命、资源分配与医疗服务定价等权利，上级医疗机构掌握着下级医疗机构的绩效评价、资源分配等，多种考核指标与医疗机构医疗服务生产方式息息相关。因此，在医疗项目与医疗服务的供给，就由高度专业化的医生职业转变为行政干预后的医疗服务供给。政府干预的初衷在于就诊医疗服务行业的不正当市场化行为以及医疗资源的公正分配，但是在实践中，这种干预手法在医共体政策执行中得到了过度扩展和延伸。

在东县的调研中，笔者曾陪同卫健局的工作人员接待了来自 YS 县的参访团，他们应上级领导要求主要对东县医共体建设进行观摩、学习，以便回去建设自己的县域医共体。YS 县卫健局某主任讲道："我们县医保局给县级医院定的上转病人不能超过 5%的比例，超出部分医保局不报销，费用全部由医院自己承担。但是，很多疑难杂症和重症患者，县级医院的医疗能力水平是不行的，这样强制按照比例上转的后果是医疗服务纠纷很多。"（访谈资料 X05，女，政府职员）这种过度行政化的干预，虽然能成就"好看"的数据成效，但是无论从医生职业的目的，亦或者农民健康的角度来讲，这都违背客观实践与道德价值。此外，这个主任还讲道："根据省里的检查标准，关于'基本医疗有保障'，要求每个乡镇卫生院要配备DR，说没有DR满足不了当地人的基本医疗服务。"（访谈资料X05，女，政府职员）

对上转率的控制，本意是为了形成有序的分级诊疗。在医共体机制下，卫生院成为县级医院的分院，县镇村一体化的医疗服务机制本身有助于有序的上下转诊，但是这样以"数字"为标准的行政干预手法作为政府行政管理体制的产物，在东县依旧存在。这种违背医生职业"临床自主性"的过度干预，往往携有"形式化执行"的副作用。

在医共体机制背景下，东县对县级医疗机构的上转率和下转率进行了规定，但其执行具有形式化的特征，这种依靠指标与数字对医疗服务的监控，往往在对工作质量和医疗服务能力提升效果上难以辨别，甚至可能导致不符合医疗专业规范的服务，这种行为导致的后果却需要患者来承担。笔者对县中医院的访谈中听到这样的言论：

> "根据总的比例，医院领导会给每个科室强行摊派了任务指标，比如下转的病人人数的比例在2%，并没有达到有序的分级诊疗，基本上是形式上的完成分级诊疗的任务。目前就是还有两三天要拆线的，或者是有些慢性病已经恢复得差不多了的病人，我们给转下去。此外，还有平均住院日的限制，医保局规定十五天之内不能重复住院，有一天我值班的时候，有一个病人是慢性支气管炎急性发作，严重缺氧状态，心肺功能都极差。但是他是第一次住院回去后的第14天下午6点，我们不能安排他住院，只能让他在急诊科留观、吸氧，但是这是违反医疗安全的，只能到凌晨12点才转移到住院部。有些时候临床医生都开玩笑说，下回病情加重半个月内不让住院，把病人拉到医保局去，让他们看看。"（访谈资料B14，女，县医院医师）

在乡镇卫生院的医疗服务内容上，国家也严格规定了其医疗服务内容和范围，"一刀切"式地禁止了一级医疗机构医疗服务内容的开设，也缺乏对其具体医疗服务内容提升的审核与批准。由于在国家标准中，医疗服务内容存在着一定的"割裂"，但是在患者的治疗与维护中，疾病有时是系列病症的呈现。在这种情况下，同一个患者的疾病诊断，有的症状在乡镇卫生院可以治疗，有的则不能。以孕妇妊娠为例，以前很多卫生院都在开展顺产手术，这也是国家政策允许一级医疗机构做的常规手术之一。但是在实际过程中，产妇存在着"顺产"转"剖腹产"的概率，这需要医生结合孕妇的身体状况和妊娠情况灵活做出判断。然而政策规定，一级医院不具备"剖腹产"的手术资格，因此，在顺产中遇到困难急需转剖腹产的孕妇，需要向上级医疗机构转院处理。但是转院所需的路程和时间限制，尤其在偏远山区的东县，常常交通距离达 1 个小时以上，产妇的生命安全问题无法保障。所以，包括顺产手术在内的很多外科手术被搁置。（访谈资料 B14，女，县医院医师；D09，男，乡镇卫生院院长）在这样的情况下，很多发展水平较好且十分愿意提升医疗水平的卫生院，有时却因为政策限制而无法实现技术与能力的突破。

> "我们现在不要钱，我们最需要的是政策，有了政策支持和政府重视，什么都好办。政策太死板，一些老百姓需要我们提供的医疗服务，我们有能力，但是我们开展不起来。起码给定一个标准，你规定什么样的能力算合格，我们写申请，你来考核我们，考核通过允许我们做，考核不通过别让我们做，不能一刀切。你（政策）允许大阳岭、二郎卫生院开展一些手术，不合理，他们会出医疗事故。你（政策）不让我们开拓一些业务，我们发展不起来，我们已经到瓶颈了。"（访谈资料 Y01，男，乡镇卫生院院长）

3. 对医共体内部管理的干预

其一，对总院帮扶范围的干涉。作为龙头医院的县级医院本质上主要是发挥引领、牵动和辐射的功能，对分院发展与培养的"指导"。但是，出于地方政绩等考虑，县级医院自身能力有限，然而铺设的"摊子"过大，分别需要帮扶建设的卫生院多达 8 个、10 个。它们首先面临的难题是，如何在保证自身发展的基础上实现与分院的共同发展。

> "现在（县政府部门）天天让我们多下派人到卫生院。你看我
> 们现在专业技术人员在岗不到一百人，我天天像下棋一样，我把
> 这的人挪走了，我得安排其他人顶这个位置。我们医院也要发展。
> 自从发展开医共体，我们医院都没有派人外出学习过，真的不敢
> 派，没人了。你说我们自己不强，又怎么去帮助别人呢？"（访谈
> 资料 B14，女，县医院医师）

其二，对分院能力培养内容的干涉。在乡镇卫生院的能力培训内容上，
主要也是由相关政府部门与主管乡镇卫生院的县级医院依据全县乡镇卫生
院的总体医疗资源分布特点与可下派的人员资源来对其做出发展规划，而
不是基于当地居民的健康状况与卫生院发展实力考虑，总院对分院的帮扶
作用没有得到最大化的利用。

> "我在这里十几年了，什么病人最多，我们能治什么病人我最
> 清楚。我们镇患心脑血管的留守老人居多，我想发展针对老年人
> 的心内科，我们有俩个大夫以前也学过这个，可是上面建议我发
> 展儿科，我们都没学过儿科，没基础，不实际。"（访谈资料 Y01，
> 男，乡镇卫生院院长）

其三，对总院管理权的干涉，影响了医共体整体的业务发展规划。总
院并没有如政策设计般获得该有的人事、财务与器械的管理权，对分院的
支配能力有限，在帮扶分院过程中多提供管理与发展方面的建议，话语权
不够稳固，对于总院来说只是增加了一个例行程序和象征性程序，没有得
到实质利益。

> "如果按照政策实施方案来，总院可以按照整体的发展方向做
> 一个规划，分院可能会发展得快一些。但是现在，分院的人很抵
> 触总院的人，我们只能说，没有权力，他们不会听我们的话。比

如说是分院要发展业务，要购买什么设备等，说起来是总院批，但实际上他给卫健局也打了一份报告，总院批了之后还是卫健局批，权力还是在卫健局，不在总院，不是按照政策来的，所以有点'两层皮'的意思。"（访谈资料 A08，男，县医院医师）

二、医保支付方案的改革

医保体系的健全不仅仅是医疗筹资的一种方案，也不仅仅是百姓民生保障的一种制度安排，而是推动医疗机构积极参与医共体建设的杠杆型机制，即医保体系通过对医疗服务的战略性购买形成新的激励机制（顾昕，2018）。通过将医保基金包干的方式交由医共体机构负责，由医共体内部的自我管理与激励机制来截断医生职业群体不正当的驱利收益。如果医共体成员单位要想获得更多的绩效，就需要做到控费、结余，而不是以往的过度医疗、重复检查、开贵药等方式。同时，为了避免医疗机构在控费中产生"大病小治"、变相拒诊，以及降低医疗服务质量等问题，其方案明确规定居民在医共体之外所有定点医疗机构治疗产生的医疗费用，均由医共体牵头单位以购买服务的方式进行结算，由此来激发医共体成员单位在主动提升医疗服务质量的同时，实现控费。这是一种基于医疗机构管理自主性上的破冰尝试。因此，在医共体政策执行初期，这项激励措施在医共体成员间得到了很好的动员，大家都在期待通过结余医保基金来获得员工内部的经济激励。

案例 6-1：医共体内部管理中的"激励"

"每周院长开会就有会跟我们医务人员动员，给我们承诺：'等到我们医保基金留用了之后，60%的钱都归我们总院，年底给大家发奖励。你们不要拼命地往科室收病人，不要把欠缺住院指征的病人收纳住院，能在门诊治就在门诊治，能在乡镇看的就转到乡镇看'（访谈资料 B14，女，县医院医师）。此外，总院也会积极动员乡镇卫生院："我们总院当时给我们打电话，说医保资金肯定能结余，结余了就给我们发绩效，村医也有10%的比例可分配绩效，让我们积极配合工作。"（访谈资料 Y01，男，乡镇卫生院院

长）

从数据来看，这项激励措施也获得了较为显著的结果。2018 年底，东县患者外转人次较上年下降 10.5%、住院率下降 1.76%，基层医疗卫生服务机构诊疗量占总诊疗量 68.30%，群众医疗总费用支出较上年下降 2.08%。在短短的半年后，医共体 B 实现了医保基金的 400 余万的结余。但是，作为医院与医生群体最期待的经济激励环节，在医保基金结余后并没有实现绩效分配。针对不落实的原因，县级政府官员表示，作为先行先试的医保改革区，国家在政策上缺乏清晰的规定，从医保基金作为老百姓"救命钱"的角度来讲，他们不敢轻举妄动。

> "在《国务院关于印发'十三五'深化医药卫生体制改革规划的通知》中，关于深化医保支付方式改革提到'建立结余留用、合理超支分担的激励约束机制'。除此之外，并无再多详细内容。这里的困难就是"留用"的范畴是什么？是留到下一年度的医保基金中再用？还是可以用于医院医疗卫生服务的发展与改善？并没有明确的指示。"（访谈资料 X01，女，县政府官员）

因此，即使结余资金在医共体的账户上，医共体成员单位也屡次向县委政府递交医保基金分配方案，但是都得不到政府领导的批准。而县级政府在对国家其他地区的"观望"中也不敢"率先吃螃蟹"。

然而，东县医保基金能够结余，在一定程度上是医院动员医务人员牺牲绩效工资而获得的，或者说医院在牺牲市场收益的基础上取得的。"我们牺牲医院的业绩，分散很多精力去帮扶卫生院，去引导病人下转。我们虽然结余了，但是 2018 年总院收入和医务人员的绩效是受影响的，因为当时总院不允许收那么多的病人。"（访谈资料 B14，女，县医院医师）因此，在医保基金结余分配被搁置之后，参与医共体建设的积极性减弱，两个医共体总院相关负责人都表达出"结余没有任何好处，发展还是靠自己"的观点。而总院 A 的医保基金已经出现超额，尽管有种种理由，但其负责人表示"想要结余肯定能结余，只不过这种行为没有意义，医院还是得靠自己发展。"（访谈资料 A09，男，县医院医师）医疗机构与医生群体对医保激励措施的不履行纷纷表示失望。

三、基本药物制度的限制

在药物制度上，医共体遵照的依旧是国家基本药物制度执行药品"三统一"政策规定。该制度是 2009 年卫生部在内的 9 个部门发布的《关于建立国家基本药物制度的实施意见》[①]，该意见明确"基本药物是适应基本医疗卫生需求，剂型适宜，价格合理，能够保障供应，公众可公平获得的药物"，并明晰了药物的遴选、生产、定价、流动与销售等多环节管理内容，该意见要求政府举办的基层医疗机构全部配备和实用国家基本药物，并遵守零差率原则进行销售。在东县，2011 年始，政府举办的基层医疗机构全部配备、使用基本药物[②]。其采购使用比例执行国家基本药物比例标准，村卫生室、乡镇卫生院、二级以上医疗卫生机构不少于 80%、70%、40% 的标准[③]，但在东县的执行中，村卫生室使用率达到 85%。并且根据政策，医疗机构在三统一平台之外购买的药物并不纳入医保报销范围内，也就是说，不再医保报销范围内的药物，以医疗中销售为主，如果药品滞销，这部分药物的成本将由医院与医生群体共同承担。因此，对于医疗业务发展较弱的乡镇卫生院和村卫生室来说，其采购药物基本以国家基本药物名目为准，很少有基本药物名录之外的药物。因此，在这样的状况下，农村医疗机构的医疗服务供给便会受到一些限制。

（一）"有啥药，买啥药"

在医共体建设背景下，推行县、乡、村三级公立医疗机构药品统一采购、统一价格、统一配送（药品"三统一"），该项工作由各县卫健局监管。但是县卫健局负责人表示，在"三统一"平台上只能看到各医疗机构相应购买的药品目录，并不能看到各药企的库存量和批次类药品的价格等，无法实现真正监管。然而在对卫健局负责"三统一"平台的工作人员与各卫生院的医务人员的访谈中了解到，"三统一"平台在基层医药中的使用也存

---

① 《关于建立国家基本药物制度的实施意见》的通知 http://www.gov.cn/ztzl/ygzt/content_1661112.htm.

② 《东县人民政府关于深化医药卫生体制改革的实施意见》（东政发【2010】32 号），2010 年 9 月 8 日。

③ 东县卫健局、发改局、财政局、市场监督局、医保局：《关于贯彻落实国家基本药物制度的实施》，2020 年 4 月 7 日。

在"少药""贵药"等诸多问题。

医生群体指出竞标企业在市场中是没有竞争优势的企业，即"快倒闭的企业、不知名的企业，政府扶持了一把"，药品质量没有优势，并且很多以较低价竞标的药企，在实际平台中售药时却执行"低价药品限量，调配的药品价高"的策略。此外，平台内企业资源有限，无法保障及时供应，医疗机构需要等待供应。

> "平台每批次的药不一样，虽然你这个药企是中标单位，但是如果我进的药你没有，要保证你的供应，药企就需要去从其他地方调药，从这个地方调的药是 10 元，就卖 10 元。在那个地方调的药是 12 元，就卖 12 元。"（访谈资料 X06，女，政府职员）
>
> "国药 B 总公司，D 药，17 元，但是在平台上推荐我们购买的药卖 27 元，我们没有办法只能购买价格高的药品。"（访谈资料 Y03，男，乡镇卫生院医师）
>
> "一盒两毛钱一支，但是你开了几盒，它就没有了，以便宜价竞标，实际上却限量购买。但是你线下买同一个厂家的同一款药，线上没有的，线下它要多少有多少。"（访谈资料 Y04，男，乡镇卫生院医师）

（二）"有啥药，看啥病"

国家基本药物制度与"三统一"政策要求在实现全县公立医疗机构药品同质同价、足额及时配送供应，但是在对医生群体的访谈过程中，基层医生经常被用药所困扰，尤其是乡镇卫生院与村卫生室的用药情况，比如缺药、少药问题经常出现。尤其在具有层级性的医疗机构中，越低层级的医疗机构遇到的药品问题愈加突出。

> "为什么分级诊疗有困难呢？不单单是我们卫生院能力不行，我们要有药品、有器械，我们也能看病。现在的困难是，在不同医院级别的药品目录上差别太大，我们卫生院（一级医院）不像县级医院（二级医院）可以允许较大比例的自费，我们能购买的

药物受限，很多下转的康复病人所需的治疗药物，乡镇卫生院都没办法提供。比如部分糖尿病患者需要的胰岛素和优质药，很多都必须到县级医院或者市医院采购。"（访谈资料 Y01，男，乡镇卫生院院长）

"我们经常会遇到少药的问题，或者下转至分院的病患，慢病患者或其他老百姓在药物方面得不到满足，因为有的老百姓需要一些进口药或者质量较好的药品，但是这类药很多是不报销的。如果我们进了这些药，卖不出去的话需要由医院及职工共同承担，有风险。"（访谈资料 D09，男，乡镇卫生院院长）

这样的规定对医共体医疗服务能力一体化与分级诊疗的建设也造成了障碍。即使很多县级医院下派至乡镇卫生院帮助培养农村医疗人才、为农民提供便捷优质的医疗服务，但是"用药习惯"问题、优质药品对医疗服务效果的问题等，关于这一点，让县级医院下派医生也常常抱怨。但是，药物对于医生，相当于武器对于战士，没有较高质量的药物，医生的医疗水平难以发挥，可提升的能力上限也有了设定。

（三）来自村医们的"上书"

在医疗机构层级体制下，基层医疗机构用药之困在最低层级的村卫生室体现得更为明显。2019 年，4 个镇的部分村医联名上书，投诉村卫生室医药供应问题：

"我们是 Q 镇、AL 镇、GP 镇和 YZ 镇等有关镇村卫生室的村医，我们要向政府反映基层具体情况……现在国药 B 公司送货不到家，品种不齐，实在差得太多，我们也有不少朋友反映说，国药 B 公司现在送货也不齐，态度还不好，所送药大部分属于卫生院用药，且药价特别贵，还不按计划送药，我们都很不满意，群众意见更大。之前的 A 公司，品种齐全，价格合理，送货也很及时，不管货物多少都能送货到我们村卫生室，为我们节约很多时间和成本，不知为啥现在又不让他们送了，我们去问卫生院啥时候能送货，他们也说不清楚，我们都认为 A 公司送货快，又要给政府部门交税，县上应该会及时解决的，基层传说有好几个版本，但其中有一种说法是县上上报 A 公司少了个啥程序，那你们应该快一点解决嘛，我们将一些困难向卫生院反应过，他们说已向局里反应了，但没啥效果。我们提出的问题也没解决，希望现在多到基层了解一下实际情况，有很多村医和人大代表、委员会都感叹说，自从本县有了配送公司 A，这几年两会上几乎没人再提意见，说实话以前的那些送货公司很牛，差点把村医饿死，现在又出现这种情况了，还叫我们咋干呢？

无论怎样，为了方便我们基层医疗机构用药及时，你们应该再安排一家配送公司来，不管让哪家公司来，只要品种全、送货及时就行，这是所有卫生室的强烈心愿。希望你们能考虑基层实际情况，尽快解决我们的实际困难，不要让老百姓再痛骂我们和政府了"。（资料来源：村医提供）

从这封信件中可以看到，尽管制度文本对医药的配送和供给中的"不缺货、不断档"等内容进行了详细的规定，但基层社会依旧存在着医药供给的难题。这影响了医生群体有效的医疗服务供给。尽管"药品零差率"的目的在于让利于民，但在笔者对百姓的访谈中，他们对医疗、医药的需求不仅是"价廉"，还得"有效"。比如，关于针对慢病患者，国家提供了很多政策给予支持，在达到 200 元的起付线后可以免费向患者提供药物，但是在笔者的访谈中，有很多患者指出，自己会去药店或大医院买药，不在卫生院或村卫生室拿药。追问原因，他们的解释统一为"免费的药不顶用。"（访谈资料 C02，男，村支书；D16，男，村民）

因此，当政府参与的供药机制没办法保障，甚至影响了医院医疗服务的提供后，部分患者并不了解是"药品的原因"，还是"医生医疗服务的原因"，会将矛头统一对准医院，进而产生对医院医疗服务水平的不信任，进而会影响健康的医患关系。

"老百姓觉得药价贵、想要的药没有，村医也会抱怨，但是没有办法，不是我们管着药价，但是都是我们背锅。他们说我们大

夫黑心。"（访谈资料 D10，男，乡镇卫生院医师）

第三节　医生群体的"自主"回应

一、实践与医生职业：临床自主性与管理自主性

经由实践建立起来的身份认同，是理解能动性的强有力概念。组织场域会对参与者的身份定位给予接受或认可，而身份也会在制度、社会文化发展中不断被赋予新的内涵与意义。医生作为一种职业身份，是医共体组织场域中的主要参与者，在一定程度上其身份工作不仅包含着制度规范的期望，也包含他人与社会对自身角色的期待，在实践过程中不断进行职业身份的建构与修正。

职业的核心特征在于职业自主性。在医生职业中，莉莉·霍夫曼在对捷克医疗研究时提出了医生职业的自主性包括法团自主性与临床自主性，前者是指职业群体有关自身工作的社会和经济条件的政治权力。姚泽麟（2015）在对中国医生职业群体的研究中提出，我国的医生职业群体是缺乏法团自主性的群体，并未形成职业内部团体的有效监控，其职业自主性主要体现在临床自主性层面。莉莉·霍夫曼认为临床自主性主要指医生职业在工作场所中对决策的控制，更重要的是对临床知识的掌控，利用专业知识解决患者的健康问题。在借鉴姚泽麟研究者观点的基础上，本书中所使用的临床自主性概念，即为医生群体在其参与患者的医治与健康管理中时，其相关决策与行为是否出于对患者利益和医学知识的考虑，还是在其他外部力量的影响下利用其医学专业权力做出一些不是以患者或医学知识基础的自主性发挥行为。关于这方面的研究，姚泽麟（2017）指出，由于国家政府对医生职业的掌控，公立医院在自负盈亏的要求下，导致了一些临床自主性的滥用，随即带来的是诱导病患需求、过度医疗、拿红包回扣等逐利式的医疗行为，经济利益被纳入临床自主性的考量。

此外，基于对医生职业群体的观察，笔者认为应当存在一个"管理自主性"来对医生的权责与医院的内部管理进行明晰。黄建洪（2012）曾提

出"自主性管理"的概念来创新公共管理议题，它是指"通过由政府到社会本位，由权力到权利本位，由政府管理转向政府与社会共治，由社会管理到社会建设，通过社会与政府的同步转型实现现代化"。在此基础上，笔者认为医生职业不仅具有专业服务供给上的临床自主性，也在医疗机构组织的管理和发展上具有管理自主性。即医生职业在参与所属医疗机构的管理中，是否出于患者利益、专业知识与医疗机构的长续发展进行考虑，还是受其他外部力量的影响而利用管理自主性的发挥。其核心是指具有以患者为本、知识专业型、稳转型与可持续型的管理机制。

二、来自临床自主性的"反击"

塔尔科特·帕森斯在西方医疗体系的背景下首先提出"病人角色"这一概念，在整个医疗过程中，医生是利他主义动机，帮助病人恢复正常，医学的控制作用是为了社会秩序的维持。他的整个分析依靠建立在高水平的专业医学知识上的职业权威（菲力普·亚当等，2005）。这里的医患关系是基于"病人恢复健康"的共识或共同利益。如果把帕森斯提出的基于共同意识的医患关系作为理想类型，当下行政干预下的医患关系已明显发生了变化。

（一）对医患关系的重新审视

其一，体现在行政捆绑式的医患关系。在农村社会，很多制度医疗的医生并不是基于农民的健康需求和个人职业期待而自愿、自主为辖区内百姓提供医疗服务，而是在行政命令与职业职称晋升要求下被动式提供，这种行政机制的优点是能保证基本的人力资源供给，在短期内对农民的健康管理具有较大价值，但是从服务效果与农村医疗长远建设来说是有缺憾的，医生的驻扎只是一种职业职称压力下的依从，对所属医疗机构和农村社会缺乏归属感和责任感，医疗服务效果和可持续性供给效果不佳。

> "下派肯定是有好处的，但是就像轮班一样，他们觉得自己是'贵客'，是来指导我们的，和我们卫生院不是一条心，服务期限一到人就走了，效果并没有说得那么好，百姓收益的时间是短暂的，我们也没系统学到东西。"（访谈资料 Y01，男，乡镇卫生院

院长；Y05，男，乡镇卫生院医师；D10，男，乡镇卫生院医师）

此外，很多非本村、非本镇的卫生院医师和村医在枯燥的、偏远的农村生活中往往难以长期驻扎，流失现象严重，政府和分管的各级人员在日常工作中需要花很多的精力与时间去说服、动员他们留任。相对比于城市的医生群体，很多农村医生像被"捆绑"在这里为患者服务。因此，这种捆绑式的医患关系是脆弱且不情愿的，尤其收入低的村医更是如此。在笔者走访的一些村卫生室中，很多大龄未婚男青年担任村医，纷纷表示现在在这里担任村医更多是出于生计压力，没有在这里长呆的打算。

> "在这能干啥呀，之前回来是因为不想在外面漂着了，打工确实不容易，但是现在看来，起码打工赚得多啊。在这穷乡僻壤的地方，村里没多少人，在村的有一千多口人？反正不多，平时也没什么生意，主要还是靠公卫补助吧。女大夫还能呆一呆，男大夫在这不适合。我早就想走了，院长一直来和我说嘛，碍着面子，我说让他们抓紧找人，找到了我就走了。"（访谈资料 Y10，男，村医）

行政干预的初衷是为了纠正医生群体市场化下的逐利行为，医共体制度设置通过医保基金结余的经济激励、责权下放的权力利益等指引医生职业群体向公益性医疗的回归。但是，当这种激励方式并没有真正落实后，医生职业群体便重新释放了驱利机制的动机，即通过大处方、多检查的方式来获得更多的利益。

此时，在医学专业知识与医疗信息不对称的情况下，医生职业群体利用其知识权威属性，向患者诱导需求，医疗卫生服务与医患关系发生异化。以医患的交易过程为例，医生作为服务提供者通过给予服务对象优质的医疗服务品——健康，来满足其医疗需求。患者作为服务对象本应为其服务支付全部金额，并对医生的服务进行评估、反馈。但是在医共体医疗中，国家首先通过向所有患者及潜在患者筹资组成的医疗保险与病患个人一起向医生及所属医院付费，且报销比例在基层医疗机构保持很高的水平。从患者作为消费者的角度来看，整个服务提供链条是不完整的，医疗报销机制的存在不仅让就医选择变得有限，患者的服务评估对整个服务水平的改善也缺乏效力，即其评估与反馈不影响医护人员的晋升与薪酬。而从医生作为服务提供方的角度来看，无论是谁对服务产品付费，整个交易链条却是完整的，尽管有国家力量的干预，本质上也是一种市场化的交易行为。笔者在调研中就听到某医生在与同行打电话时说道："你最近生意怎么样呀？我就不行啊，我才收了八个病人，完不成任务呀。"（访谈资料 D11，男，乡镇卫生院医师）在外地医疗机构参与医共体建设的交流会上，院长之间最关心的问题也是彼此的业务年收入而非治愈率与医疗质量。因此，当对利润的追逐成为医院或医生的主要目标时，疾病就成了一种盈利手段，"看更多的病人"比"看好一个病人"更为重要。因此，在笔者的调研中，有很多患者抱怨："一点小病就得住院，住院也不给你看好，还让你下次再来，难道看个病还要给我搞个'欢迎光临'吗？"（访谈资料 M01，男，乡镇卫生院医师）

（二）医疗服务供给中的异化

有研究者指出，医疗保障的定点制度对降低了患者前往非公立医疗机构或药店的就医与购药行为产生了重要影响（农圣等，2014；危凤卿等，2014）。在一定程度上加强了公立医疗机构在医疗市场中的垄断地位，以及医生群体的职业权力。从医疗机构层面来说，医院发展是重要任务，如果医共体机制的建设有碍于医院发展，那么医院领导是不会真正参与到这样的变革中。从医生职业群体来说，其收入结构就决定了医院管理与个人绩效贡献值是十分重要的面向，如果医共体机制无法满足医疗机构与医生群体的利益追求，他们也会放弃。当医共体制度未能在"执行"与"激励"间形成平衡，医共体政策在调和"过度行政化"与"不合理市场化"的作用便失效。即医疗机构未获得行政放权的利益后，重新转向了趋利型的医疗服务供给。

首先，体现在大处方、多检查的医疗方式。在医共体未建之前，医疗机构与医生群体往往依靠科室间的指标分配来实现业务目标的完成，即：

"医院每年有总的发展目标，要达到多少万的业务，各项指标要达到多少。然后细分给各个科室。各个科室再分给每个人，以完成医院分配的任务。比如科室要完成 5 万块钱，除了成本，按照比例分下去，科室再按照你看了多少病人、你的工作量，多劳多得，少劳少得。"（访谈资料 X06，女，政府职员）

2019 年，在医保基金结余的绩效分配期待落空后，本来强调"要控费、要下转"的医院领导也不再过多强调。而这样的"诱导"病患需求的方式，在一定程度上造成了技术治疗与医学经验在医疗情境中的分化。科学的技术与数据本是为了助诊疾病（樊代明，2015），但是现阶段医护人员必须借助医疗仪器和先进药物实现诊治，其医学照护与服务的劳动价值被忽视，过多的医学检查和程序也增加了病患的经济负担，反而给医院集团带来收益。这样的结果就是病患承担了更多的经济负担。

"现在的门槛费太贵了，保险也报销不了多少。我家孩子有黄疸，住了 6 天，花了 8000 多元，门槛费 2000 元，还有很多自费项目，最后才报了 2000 多元。"（访谈资料 D12，女，村民）

其次，体现医疗机构在医保控费的积极性层面降低，这在一定程度上导致医生群体出现"小病大看""开多药""间断性看病"等正规化"套保"行为。在东县卫生院调查与访谈时，笔者经常会听到病患抱怨："为何现在感冒都要住院？不住院治不好感冒吗？"（访谈资料 D16，男，村民）"我妈的病还没好，就让我们出院，出院了让我们隔几天再去，就是故意不给你看好病，这不是折腾人吗？"（访谈资料 Y12，男，村民）笔者也访谈了一些卫生院住院部的病患，确实存在着这样的现象。在一位离职临聘护士口中，笔者听到了较为客观的回答：

"有两方面原因，首先医护人员要吃饭呀，我们卫生院有一半的人都是编制外的，财政投入上不够，医院要维持运营啊。其次，现在医保报销政策是这样的，门诊不给报，住院给报销，超过 15 天后又不给你报，病人花钱花多了病人不愿意，只能让他们这样

折腾。"（访谈资料 D03，女，乡镇卫生院护士）

（三）医保限定与"病患住院"

在东县卫健局引入第三方的医共体考核中，"平均住院天数""病床周转率""病床使用率""住院收入""出院人次"等指标都是重点关注的对象，很多指标国家或地方政府都有设置参考标准线和目标线，否则会影响到医疗机构的绩效考核和评级。虽然县级医院作为医共体总院有着更强的医疗实力，但从全国医疗资源整体来看，县级医院仍有着较为沉重的发展任务与难题，尤其是在较为偏远、人口流动比较多的东县地区，县级医院与各乡镇卫生院也纷纷面临着医疗业务发展指标难以达到国家或地方政府的预期水平。因此，地方政府或医疗机构就通过设置隐形的医保报销政策要求以期达到各项指标要求。这在患者的就医过程中，有两种看似不合理的现象却在"正常上演"。

第一，在住院纳入报销而门诊医疗不纳入报销的政策要求下，"能住院的就住院"成为各医疗机构医生群体在医治病患的一条隐形规则。在这样的规则下，很多普通的感冒都会被纳入住院的范畴内。尽管医生职业群体给予了病患自主选择的权力，但是在"只有住院才能报销"的条件下，大部分患者还是会接受这样的"邀请"。在笔者调研中，无论是县级医院还是乡镇卫生院，都存在这样的情况。有不少患者向笔者抱怨：

> "现在看个感冒都要住院吗？不住院看不好感冒吗？医生都太鸡贼了，故意不把你看好，一定要把你拖够两周才行，说是报销，该花的钱也没少花，除了看病，你还得解决吃住问题呢。这么算下来，住院报销比门诊自费还要贵咧。但是你不住没办法，你不清楚医生给你开什么药，万一开得很贵，你又自费，就不合适了。"（访谈资料 D16，男，村民）

当然，在能解决个人疾病问题的前提下，也有患者对这样的住院比较满意，尤其是生活较为孤单、生活条件较差的中老年人，又或者是享受更高报销比例的贫困家庭等。他们在住院情况下往往能够得到比较优质的护理和更舒适的生活条件。

> "挺好的呀，孩子都在外地，我自己一个人住嘛，生病了也没人管你，在这挺舒服的，有什么事情你叫医生护士就好了，夏天还有空调，冬天有暖气，医院有食堂，饭又便宜。实在不行你拿个锅自己悄悄做，我觉得挺好的。"（访谈资料M02，女，村民）

但是，虽然有病患享受着住院的待遇，但是从根本上来讲，医保支付的金钱仍主要来源于参保人缴纳，在"缴得越来越多，得得越来越少"的群众呼声中，这种"能住院就住院"的执行规则更使得医保支出成本加大，最终这个费用却也是由病患群体承担。

第二，在住院相关指标与医院绩效的追求下，"分解住院"成为病患住院中常见的另一条规则。分解住院，多指医生职业群体并不是按照临床住院与出院标准来处理病患的住院情况，而是人为地将病患本该连续住院的情况，分割成两次或多次住院；又或者是将病患在医院之间、科室之间不停地轮转。在东县，各医疗机构均设置了15天的住院要求，超过15天的期限，参保人患者的住院消费一概不予报销，因此各医疗机构必须遵守这条规则才能保障自己的收益。从根本上来说，分解住院作为医疗机构与医生群体的行为选择，与医保结算方式和医院内部管理有关。县医保局通常按照住院次均费用定额的方式与医院结算，因此，很多医院在患者未达到出院指征的情况下，让尚未痊愈的患者出院，然后进行二次住院。但是，这样的行为伤害的是病患的利益，他们除了接受来回转诊带来的身体病痛外，还要支付二次住院或多次住院报销前的"门槛费"。分解住院带来的不仅是整体医保基金的损失与浪费，很多还是伤害了参保人的报销权力，以及过度医疗下引发的伤害。

> "我患有感冒，在乡镇卫生院被收住院，虽然报销，但花了两百多没有看好，看不好就让我出院，说我回家呆一两天觉得不舒服了再来。我瞎折腾什么？一个感冒而已，我以为住院能看好呢，后来我就去了前面的中医诊所，抓了几副中药，花了160元，比

住院花得还少呢，我这不是看好了吗？你说大夫就看不好感冒吗？我觉得未必，就是故意的。"（访谈资料 Y16，男，村民）

由此可知，不太合理、不健全的医保报销政策与医院管理政策，最终后果不仅是由病患承担，也会影响医生群体的职业口碑，以及合理的医患关系。

（四）关于制度限制的一些破局

在提升医院管理与医疗服务能力层面，对于被帮扶的、有发展诉求的乡镇卫生院来说，无论有没有绩效激励，他们都会积极参与到这样的行动中。在如此有动力的卫生院中，会产生对有限的县级医疗资源的争夺。比如，努力争作"典型卫生院试点"、展现卫生院的实力与水平，吸引来自县级政府和县级龙头医院更多的关注力。

针对一级医院药物层面上的弱势地位，甲代镇卫生院借助县中医医院下派的医师，其一，优化了卫生院药物管理事务，明确当下卫生院面临的药物问题，即主要表现为少药问题，很多老百姓需要一些基本药物之外的药，尤其是下转到分院的病患，或者一些慢病患者等有着固定的用药习惯。然而，往往一些卫生院因为这类药物不报销就不会采购这类药物。面对这样的情况，卫生院采取实名登记买药方式，为长期有药品需求的老百姓进药，尽量通过优质药品留住部分基层患者。第二种方式是借助中医院的优势力量，尽量开具有相同效果的中医药去弥补"优质药少"的问题。

其二，充分利用县级医院的资源，通过多种形式为农民提供便捷服务。比如在辖区居民慢病证办理事件上，政策规定当患者出院进行药物稳定治疗时，便可携带医院开具的病情诊断书及个人证件到县级医院医保科办理。基于山区县交通并不便利的条件，很多留守老人因为身体、交通或对这项业务的不熟悉，不方便去县里办理。面对这样的情况，甲代镇卫生院与县中医医院下派医师达成合作，只要慢病患者提供相关材料，将由下派医生代为办理。老百姓对这项措施满意度很高。此外，还有卫生院主动与其对接的县级医院联系，在辖区内的村庄开展村庄义诊活动等，免费给村民送药、开具中医诊疗方子，不仅引起村民的热烈反响，也有助于提升村医的业务收入。

其三，利用医共体平台，吸引名医坐诊，结合地域健康状况，抓科室特长建设。甲代镇卫生院发展定位面向群体为留守群体，即老年人、妇女和儿童领域。山区县老年人极易骨性关节退行病变（在村里时看见很多中年人修房子都是自己从河里或山上背大石头修建，全部是人工体力活，易过劳，大多数老年人一问就是腿疼腰疼颈椎痛），因此，针灸理疗科作为重点培育发展；此外，甲代镇卫生院和 HY 卫生院等引进名医坐诊，成立了妇儿专科、肛肠科、皮肤等特色专业业务。

其四，采用新媒体形式针对不同疾病展开健康教育与医院业务宣传，比如抖音、微信群。在访谈中，老百姓明显能够感受到甲代镇卫生院这几年的变化，民众口碑有了明显的转变。

三、来自管理自主性的"反击"

"现在的医院都不叫医院了。以前我当院长的时候，我们每天都是专研业务，提高我们的业务能力，增加我们的收入，医院工作人员都很积极。现在的院长很少有时间集中在业务水平的提升上面，东县这样，全国都一样。"

——来自林局长的陈述

（一）医共体成员间关系：从"一家人"返"竞争对手"

在医共体的理想状态下，乡镇卫生院作为县级医院的分院，其发展目标一致，是责任共同体、利益共同体、发展共同体、服务共同体与管理共同体。但是在权责与利益未能实现重新分配后，医共体总院在对分院的管理与帮扶中缺乏动力，而分院由于在接受总院的管理后却没有实现利益共享，因此很多卫生院也不愿意被管理。在这样的情况下，双方有意重返医共体建设前的发展模式，而这种"折返"彻底改变了医共体总院与分院"一家人"的发展定位，分院重新成为总院的竞争对手。

其一，总院不愿意培养实力强的卫生院。东县的 AD 卫生院、Y 卫生院虽不是典型卫生院，但实力很强，业务能力突出，有着较为稳定的病患来源，基层就诊率均达到 60% 以上，并且对参与医共体建设与卫生院能力提升方面有很强的动力。但是医共体总院并没有投入很多资源，2020 年笔

者调研期间，两个卫生院都没有下派县级医师的帮扶，Y 镇名义上虽然有
一名县中心医院的主治医师，但这名医师承接 3 个卫生院的帮扶工作，且
长期不在 Y 卫生院驻扎。而 AD 卫生院想发展中医的诉求，以及想要主任
级别医师下派指导的要求却一直得不到满足。

> "对于医院来说，利益始终是第一位的，我们 Y 镇的交通要道
> 位置太重要，是好几个镇域的必经之路，2008 年以前，我们的医
> 疗水平和县医院差不多，抢了他们的病人。现在他们不敢让我们
> 过强，我们卫生院活了，县级医院的主导地位就不稳了。我后来
> 都不让他们总院在考核分院时把我们排第一第二了，我让他们往
> 后排，宁可第三第四，不要第一第二。县医院知道你强就不愿意
> 给你投入了。"（访谈资料 Y01，男，乡镇卫生院院长）

> "很多病种下面的医院是可以做的，但是你做了就是和上级医
> 院抢饭碗，他们不让你做，比如说糖尿病人管理，比如说心脑血
> 管的治疗，你卫生院做好了，他们就没生意了。"（访谈资料 AD01，
> 男，乡镇卫生院医师）

其二，总院与分院间上下转诊机制的被动建设。在"一家人"的定位
下，总院与分院间能自然地形成上下有序转诊，但是在各方利益共享未实
现，双方对待转诊的态度发生了转变。本来已经偏向好转的有序转诊格局，
也再次扭转了局面。

> "最开始医共体建设的时候，分院对总院还挺信服的，配合度
> 还挺高，该上转的就给你上转了。但是这一年多以后，人家觉得
> 我们没有给人家带来过多的好处，就不重视了。举个例子，就像
> 以前我们开会的时候，我们给一把手打电话他们快得很，现在都
> 是在忙，二把手来开会。比如安达镇，卫生院院长能力也强，不
> 服我们，经常把病人就转勉县去了，不来我们这。"（访谈资料 B14，
> 女，县医院医师）

其三，"统一管理"变成了"统一障碍"。在医共体的机制下，作为二级医院的县级医院对卫生院的帮扶不仅是在医疗服务能力的提升上，还体现在管理水平的提升层面。从医院职工管理、医药管理、医生病嘱与信息化平等多方面中，一级医疗机构按照二级医疗机构的要求进行了高标准的管理提升。同时，二级医院还掌握着一级医疗器械和财务支出等多方面的管理权。但是在笔者调研中，很多卫生院会抱怨县级医院"管理过宽"，而县级医院也会抱怨卫生院"不配合"。

> "我们卫生院本来人就不多，县医院给我们设置了各种规定，要求我们执行，什么都是我们干，又要制定这个规章制度，还要调整那个文件材料，太多事情啦。很多事情，本来我们院长说了就算，现在还得跑好几个手续，只是又找了个人来管我们，哪有那么多好处。"（访谈资料 Y02，男，乡镇卫生院副院长）

一次，笔者下乡乘坐了农民自发组织的"跑车"①，该跑车司机的车是一辆面包车，之前被甲代镇卫生院承包，作为卫生院的公共交通工具，后由于医院结账方式的改变，该司机辞退了这一工作。追问原因，黄司机表示：

> "之前都是院长说了算，我们结账，院长签个字我们就能去领钱了。现在不行，听说卫生院成了县中医医院的分院了，不仅院长签字，还得让县中医医院签字，完事还要去什么办公室再盖章签字，这还不算完，你还得等。太麻烦了，资金周转太慢了，我就不想干了。"（访谈资料 D17，男，村民）

除此之外，还增加了很多事项的审批手续，尤其在卫生院没有获

---

① 在东县，由于处于山区县，交通并不是十分便利，几乎每个村庄都会有村民自发组织的"跑车团队"，即村民利用自家私家车作为交通工具，通过向有需求的村民收取费用，可以乘载顾客到其目的地。其形式多样，可以表现为顺风车、出租车、公交车的不同形式。

得如期利益的情况下，不满情绪激增，导致了更多不配合行为。

（二）"默然退场"与"形式参与"

1. 总院：执行动机与管理力度的减弱

医共体建设一年后，虽实现了结余，但是对总院来说最大的变化是"人越来越少，工作越来越多，实质内容越来越少，形式内容越来越多"（访谈资料 A07，男，县级医院副院长；B13，男，县级医院副院长），激励部分的兑现都未实现，在看不到希望的情况下，总院干劲明显不足，对医共体管理战略进行了调整，总院院长多次强调"我们医院要发展，员工要吃饭"，重新肯定了本医院发展第一的定位。

其一，总院的重视程度和参与积极性降低。县政府官员指出："以前都是正职院长参加医共体讨论会，现在他们有各种理由不来，只派副职来。"（访谈资料 X03，男，政府职员）而院长们则表示："开会也不解决实质问题。"（访谈资料 A07，男，县级医院副院长）

其二，减少了对分院的考核与管理力度。在 2018 年初期，总院每月都会对分院进行考核，2019 年以后，改为了每季度一考核。对于"吃力不讨好"的监管，总院也尽量"睁一只眼闭一只眼"。笔者查阅了总院对分院的考核评分，尽管总院领导在访谈中埋怨分院存在的种种问题，但各分院的评分基本在 90 分以上，达到了优良水平。

其三，减少了提升农村医疗服务能力项目的注意力。减少了下派医师的数量和村庄义诊频次。以总院"下派"为例，在 2017 年与 2018 年，总院对口支援的分院都会有长期驻派的县级医院医师。但到了 2020 年，医共体 A 已不是按照卫生院数量进行下派医师，而是按片区进行分配。有的医师同时承担着三个卫生院的帮扶工作。医共体 B 行政汇报中的 8 个下派医师，实际上只有 5 个（访谈资料 B14，女，县级医院医师）。并且在总院与分院间上下联动机制建设上懈怠。医共体政策规定，对卫生院转诊到县级医院的病患，县级医院通过增设专家号和开设快速通道等方式给予病患一定程度上的"优待"。但实际操作中，总院以缺乏对接的人力资源为由暂缓落实。

其四，总院减少了下派医师的绩效比例。下派医师由拿科室绩效 1.5 倍的激励改变为科室绩效的平均奖。也一并减少了开展村级义诊的频率。整体而言，县级医院对农村医疗发展的资源投入力度大大降低。

2. 分院：宁"留人"不"培养"，宁"安全"不"提升"

基层卫生人才短缺问题是农村医疗卫生发展的共性问题。针对这个问题，医共体制度设计了"县管乡用"的人力资源队伍。但在实际执行中，这样的人员双向流动机制并未打通，甚至有卫生院院长直言："我缺的不是钱，是人。"（访谈资料 Y01，男，乡镇卫生院院长）

县级医院与镇卫生院间的竞争关系，导致农村医疗人才的培养与留任仍是发展难题。在访谈中得知，基于家庭和个人升职的期望，很多有水平的医师渴望去县里"吃皇粮"，或者去综合实力强的卫生院领取更高的绩效工资。在人员双向流转并未真正打通的情况下，培养分院人才是有"风险"的："很有可能倾进大量心力和精力培养的骨干，最后是为他人做了嫁衣。"（访谈资料 Y02，男，乡镇卫生院副院长；B14，女，县级医院医师）县级政府官员也指出，有的卫生院宁愿"不培养"，也要"留人"。（访谈资料 X03，男，政府职员）

> "很多乡镇卫生院的主要精力还是放在了公共卫生上，医疗服务和业务水平发展受限，家庭医生签约、慢病随访等任务重。这种轻视医疗的发展战略导致的是业务能力差、医院绩效低，更留不住人，而业务能力强的人想方设法调到向上级医院绩效好的医院。比如 AL 卫生院院长，借着医共体机制重点培养了一名医师，先后把她送到县医院来轮训，终于能独当一面了，姑娘家里人找的关系调到了 YZ 卫生院，这个人一走，AL 卫生院的发展又滞后了。"（访谈资料 B14，女，县级医院医师）

对于医改来说，医疗专业人才队伍建设至关重要，没有人就没有发展。对于编制有限、偏远郊区的东县农村医疗机构更难扩充医疗人才。因此，即使有很好的政策也难以真正带动农村医疗服务能力的提升。因为对于医生职业群体来说，任何发展（医疗机构发展或医生职业晋升等）的前提都是建立在医疗安全的基础之上。因此，即使有一些政策有助于医疗机构的发展，基于医疗安全的考虑，医疗机构与医生群体也会放弃。比如在被县级政府纳入典型卫生院的 BS 卫生院与 GZ 卫生院，政府与县级医院提出了扩建新科室、引入专家门诊与增设住院部等多种方案，但卫生院医务人员都缺乏参与动力，只是被动地执行政策、迎接参观与整理书面资料等。

> "BS 卫生院领导不想弄，人家觉得没意思，一共 20 几个人，没几个有水平的。用人家自己说的话：'你拿着我的钱，还让我去冒险。'一旦有个医疗纠纷，他哪能解决得了。他们人口少，和周边三个镇加起来才 3 万人，老百姓的口碑也不好，想发展业务也很难。"（访谈资料 Y01，男，乡镇卫生院院长）

> "自己医院什么水平我们医生最清楚，医疗发展不是修楼，说起来就起来了，现在可以派几个县医院的医生，撤走了我们就没有人了，我们首先要保障医疗安全，哪个大夫都怕出事。"（访谈资料 YZ01，男，乡镇卫生院院长）

3. 村卫生室："被动参与"与"主动请退"

当下村医同时担负着村庄内的村民的基本医疗服务与公共卫生服务。从村医的收入来源来看，东县乡村医生主要有三个收入来源：一是诊疗费与医疗服务费，即一次门诊有 5 元的诊疗费，以及包括中医药等非基药收入；二是季度基本医疗服务补助资金，包括基础补偿与绩效考核补偿，村医间差别不是很大，每人每季度大概 2500 元收入，每年补助资金大概在 1 万元；三是公卫基金补助，村医按照服务人口数、14 类公卫服务项目与服务次数等获得的绩效补偿，人口多的村医补助高，人口少的村医补助低。

在流动社会的背景下，村庄人口不断减少，就医人口也越来越少，随之村医面临的状况是医疗业务收入与公卫服务收入的减少。由此，有很多负责管理村医的卫生院医师向笔者表露村医难留的困境，甚至有人预言"五到十年内，一千人以下的村庄村医基本消失。"（访谈资料分院 Y04，男，乡镇卫生院医师）

当下行政性任务过多也导致村医们纷纷表示"医生不像医生"，偏远山区的艰苦条件更是让很多健康服务项目难以执行，比如农村医生抱怨最多的家庭医生签约项目。"完全是国家在强推，没有任何意义，一个村医负责一百多户，都是山路，没有办法去做。以前是老百姓求医，现在医生的地位没有以前那么受尊重，老百姓想骂就骂。"（访谈资料 B07，男，县级医院院长）过重的行政任务以及文本数据资料也挤压村医的医疗水平。以健康信息管理平台为例，当下农村医疗机构使用了三个不同的健康信息平台，由于分属不同层级政府部门，端口标准未统一，无法实现数据对接与整合，需要村医与卫生院医生针对村民健康信息在三个平台上分别录入。因此，农村医生还需要花大量的时间与精力去看健康管理信息是否健全、数据逻辑是否顺畅等。这些事项都关乎着村医公卫资金的绩效补偿收入。因此，很多村医会抱怨这些工作影响了他们的看病业务与能力水平提升事项。而这在增加基层医疗服务能力更薄弱的风险的基础上，还可能会引起村医的职业倦怠与辞职现象。而后者在当下的农村社会并不少见，县级政府与乡镇卫生院每年都要花大量精力去劝说村医留任，或物色适合担任村医的人选。

"这不得整资料嘛，天天整资料录数据信息就能忙死，哪有时间培训和学习，有时间不耽误了病人看病就不错了。"（访谈资料Y09，男，村医）

"现在检查主要是看你入户随访次数够不够，老百姓是否按时服药，血糖血压填写是否规范，表册上的东西检查太多，你填错了就是问题，就说你工作没有搞好。就说其中一项的慢病管理，一味地注重文本资料的检查与更新。上级政府不了解基层的政策，有的慢病一个季度搞一次，有的慢病要求每个季度去一次上门服务，有的一年一次，要求村医完成入户随访收集定位、入户访视、体检数据上传等相关随访工作。项目太多了，这边山区县交通不便给农村医生徒增了很多工作负担，每项工作内容背后都是更多细化的指标，你可以想象工作压力多大。"（访谈资料 X02，男，政府职员）

第四节 小结:"依赖"与"自主"

在本章中,笔者以医生职业群体入手,分析了组织场域中的结构性要素——与医共体相关的制度体系、医疗机构的组织属性,以及医生职业自主性在医共体政策执行中如何影响了医生群体对医共体机制的重塑。在国家与医生职业的互动中我们看到国家通过种种制度与组织机制控制着医生职业,包括医生的职业合法性、收入结构、医疗服务内容与药品的使用等,进而控制了整个医疗体系的建设方向。医共体制度作为一种"结构性"产物,本身就无法摆脱这种原生型控制,但它试图通过赋权、让利与监督等手段来激活医生职业群体的主动参与与医疗服务公益性供给,从制度设计来说,这的确是一种突破。

但是,政策执行中的让权放利并非易事,结构性要素影响下的行为具有较为稳定的行为惯习,来自医共体政策的"控制"依旧影响了县镇村一体化的医共体机制的再建。医共体政策在弥补农村医疗缺憾、强化农民健康管理中发挥重要作用,但是当医共体机制无法满足各层级医生职业群体的利益时,他们便重新折返到以往逐利动机下的医疗行为。在此,医生职业群体展示出不同的自主性策略。

一方面,他们依赖来自国家与地方政府的各种政策,享受着国家与地方政府的财政补贴、医疗服务市场的垄断、医疗资源的倾斜性投入,改变了农村医疗机构长期稳固不变的发展格局。比如,上派下派的培养机制重新激活了农村医疗资源与能力发展,农村医疗机构获得了更多的资源与支持。

另一方面,当各层级医生职业群体在无法实现利益满足时,在不想放弃来自政府支持的前提下,首先确保医共体建设的政治任务或硬性指标的完成,再发挥了其临床自主性与管理自主性的动力作用,实现了对结构性控制的反击。医生群体的这种"双向支配"的能力,最大程度地保护了自身利益不受侵犯,但是所有反击行为的不良后果,最终都以医疗服务的形式传递给了医疗服务的接收者——农民。

第七章　"顺从"与"另谋"：农民的就医选择

从本质上来讲，无论是政府"人人享有基本医疗卫生服务"的政策定位，还是公立医疗机构"公益性组织"的追求，都是为农民健康而服务。对农民来说，医疗改革体制虽然在不断变化、调整，但最终体现的医疗服务内容并没有发生改变，都是为了解决病痛、维护健康。因此，医共体政策是否在农村社会实现了有效执行，农民作为服务对象最具有发言权。本章想讨论的是，这些由县级政府与医生职业群体引发的医共体政策适应性变迁行为，是否真正将农民医疗需求考虑在内？是否符合农民需求、响应农村社会发展？在此，我们通过对农民疾病与健康观念的理解，以及其在就医选择中的行为观察，来看作为医疗服务接收方的农民在医共体改革中做何反应，以此来反观地方政府与医生群体政策执行中的适应性变迁行为。

第一节　对农民就医选择的观察

农民的疾病观念影响着其具体的就医行为。在此，我们先要对农民的疾病与健康观念做以解释。

一、农民的疾病观念

现代农民的疾病观念不是一个完全传统性的认知，也不全是一个现代化认知，而是兼具传统性与现代性的特点，并随着社会发展而不断建构的产物。他们的疾病观影响着其对疾病的分类以及就医方式的选择。

同一乡土社会中的农民基于共同生活方式与社会环境，极易形成具有群体与地域特征的医疗观念与行为，我们将他们对疾病与健康的认知与能够解决实际医疗问题的行为方法归纳为这一地域的地方性医疗知识。在当下农村社会中，农民的疾病认知是随着社会发展而不断建构的，一个人身上可以同时具有传统与现代、外来与本土等多重疾病观的存在：第一，在生物医学的主导性影响下，人们习惯于接受疾病与身体器官的病变有关。"你的器官坏了，该手术的就得手术"（访谈资料 C17，男，庙会会首）；第二，受传统中医学的影响，人们认为疾病与阴阳五行的不平衡有关。"上火、中风头疼一些小病抓点草药、扎个针就好了"（访谈资料 C14，女，村民）；第三，疾病与道德行为存在关系，疾病具有惩罚性，它不一定是惩罚犯错的个体，也有可能是其人际关系网络中与其亲近的个体或群体（张珣，1989；苏珊·桑塔格，2003）。尤其是重病的发生，会让人们怀疑致病原因是否与个人的品行有关。第四，疾病与个人命运紧密相连（布莱恩·特纳，2000），疾病的个人与神意选择有关。比如不孕不育症患者和身患癌症及重病患者有时会被说为"命里无子"和"命里如此"（访谈资料 D05，女，卫生院医师；访谈资料 C14，女，玉皇大帝庙庙会会长女儿）；第五，疾病与个体的生活环境、社会结构与状况有关（马克思，1957；亚当等，2005）。比如农民的生活和工作环境等都会影响个体疾病的发生（访谈资料 D13，男，在读大学生村民；访谈资料 Y13，男，外出民工；访谈资料 C08，男，土中医）。笔者在农村社会走访时，看到了很多村民在修房子，但是作为山区农村，房屋修建的机械化程度并不高，尤其是在较为偏僻的住址修建时更是如此，因此，有很多村民依旧依靠人力来修建房屋，甚至有人会为了节约成本从山下或河边人工背运石头。在访谈中，笔者也了解到，这样的现象并不少见，东县较为常见的地方疾病，即大骨节病也与这样的生活方式息息相关。

在这样的就医观念下，农民的就医行为表现为不局限于医共体内部的就医选择方式，还包括在医共体体制外的就医行为选择。笔者调研时发现，很多农民在生病时会去农村社会中的草药师、针灸师、正骨师、老中医、看病大仙等民间医者处寻求医疗，并且求诊患者不乏少数。为了方便讨论，笔者依据道格拉斯·诺斯（2002）对制度的分类讨论，将农村社会存在的两种不同医疗体系划分为正式医疗制度与非正式医疗制度。

正式医疗制度是指国家有意识地通过法律、制度、规范和契约等正式确认的，以人民健康为目的的基本医疗认知和具有规范化、程序化特征的医疗实践。其医疗服务供给方是以国家正式审批、备案、注册的医疗机构为主体，包括各层级的公办医疗机构、民营医疗机构和个人诊所等，按照国家认可的程序和方式提供医疗健康服务。该类医疗体系在我国覆盖范围最广、群众接受度与认可度最高①。本书主要指由医共体成员单位提供的医疗服务体系。

非正式医疗制度是指人们在长期生活和社会交往中以维护人民健康为目的而逐渐形成约定俗成的且在一定范围内被一致认可的医疗认知和有稳定病患参与的非规范化、非程序化的医疗实践。其医疗服务供给方是一个未受到国家和专业行业认证的、未经官方审批和资质检验的，且持续在民间社会行医的医者群体。常见的有非规范的中医学经验派队伍，如土中医、草药师、针灸师等，以及利用"超自然"力量来治病的队伍，如看病大仙、看病大邪、巫医等。

二、多元医疗间的穿梭求医

如果人们在第一次就医就能解决疾病与健康问题，这对人们来说是最好的结果。实际中，农民穿梭求医乃是常事。我们通过两个农民就医寻诊的案例来观察农民在正式医疗制度（医共体体制）与非正式医疗制度间就医行为选择中，表现出了什么样的就医秩序与需求特点。

案例 7-1：村民陈阿姨，61 岁

"前段时间我颈椎病犯了，头蒙、发涨。和老伴一起去了卫生院看病，我们这里的大夫不行，也看不出啥，吃了药也不行。平时儿子儿媳都在县里上班，我儿媳是在县医院上班的，咱也不想麻烦孩子们，但是好不了了就只能叫他们回来，我们就去了县中心医院，我只是头晕，检查了核磁共振，说是颈椎病，医院让我

① 本书的正式医疗制度包含民营医疗机构和个人诊所，但是由于本书所调查的山区县除了乡镇的中心村外，大部分村庄并没有个人诊所，民营医疗机构也很少，访谈的农民也几乎没有求诊经历。所以后文关于正式医疗制度的讨论实际并未包含民营医疗机构和个人诊所的情况。

住院接受理疗，我也不想住院，但是不住院又不报销，家里人让住，门诊报销又少，只能住院。咱也不懂，医生说让干啥就干啥，住院了 15 天，说是不能住了，就出院了，最后一共花了 4000 多元，报销了 2000 多元，自费了小 2000 元，主要是检查费贵，检查费不报销。回家后我就去了山上的土中医那里，想喝点药调理一下。上面这个老中医，人家技术还很不错呢，前段时间有人中毒了，去了县里，又送到市里，说不行了，给送回来了，没办法，回来找的乡里的老大夫，老大夫给他开了中药，给治好了。"（访谈资料 C29，女，村民）

案例 7-2：小丽，35 岁

"我脾胃不好，老是胃疼，去卫生院看病，也花了不少钱，看不好，我老公让我去县里看看，做了胃镜什么的，还住院治疗了，也没看好，住院虽然报销吧，但额外开支也不少，你不住院吧，就完全不能报销，所以感觉怎么也不合适。最后自费了两千多块，报销了三千。感觉实在不能在那看了，拿了药就回来了。我们村的人给我介绍了个'大仙'，人家也会开中药咧，都说不错我就去试试，给他拿了一些核桃馍和牛奶之类的，也不需要花大钱，他给了我方子，我去卫生室拿的中药。感觉喝得还不错呀，已经没啥问题了，都长胖了呢。"（访谈资料 C35，女，村民）

在此，农民的就医选择表现为等级性的就医策略，正式医疗制度在其中保持优势地位。无论是首次就诊，还是转诊就医时，农民优先考虑的都是正式医疗制度的途径，在基于相关投入成本（金钱、便捷度、时间）问题的考量时，才会转向非正式医疗制度，由此产生在不同医疗体系间穿梭的"混合型就医"。我们发现，农民不是被动地按照国家安排的医疗方式来选择就医，他们在无法满足医疗需求时会选择存在于乡土社会的非正式制度医疗来就医。

第二节 农民的"顺从"：医共体政策的改革红利

从农民具有等级性的就医选择中我们能看到医共体参与建设的正式医疗制度仍是农民就医中的首选。尤其是近些年国家对农村医疗状况的重视，农村的医疗水平得到了改善。在医共体机制下，农民也能享受着很多改革红利。

一、在"家门口"享受二级医院的服务

作为山区县域，医疗资源的辐射半径大，农村三留守群体居多，山路崎岖，群众就诊路艰辛。在医共体机制的背景下，有些乡镇卫生院抓住了机遇，借助医共体优势发挥人才下沉、病种下沉与资源下沉，让基层群众在一级医院可享受二级医院的医疗服务，针对部分一级医院难以处理的疑难杂症，通过"互联网+医疗"方式交由上级医院的专家医师为患者就近治疗。而对于出行困难的慢病贫困人口或留守人口时，县级医院的医师服务团队会定期举办村级义诊，实现"送医上门、送药上门"。

对于山区县域，很多农村医疗机构多年来维持着稳定不变的医疗格局，甚至在一些偏远地区的乡镇，根本难有有水平的医师驻扎。比如 T 卫生院，在医共体建设之前，只是发挥一个"药房"的功能，农民夜间求医会被拒诊，其健康安全问题难以保障。在医共体建设后，在政治动员下，该卫生院才迎来了"能看病"的县级医院医生。笔者在 T 卫生院走访时，老百姓会讲道："政策多好呀，就得给我们多派一些好大夫，我们之前都是随便买点药，看不了病。"（访谈资料 T02，男，村民）

我们以甲代镇卫生院为例进行说明，从 2017 年医共体建设试点开始，经过三年的努力，2019 年年底，卫生院住院人次增长了 14.5%，门诊人次增长了 9.4%[①]。医疗机构的管理与服务变化很大，并在镇域附近百姓的口碑上也得到改善。

---

① 资料来源东县甲代镇卫生院。

"你问有什么变化？那可真是翻天覆地咧，以前很多山上下来的老年人来看病，年纪大了，分不清东南西北，医护人员凶得很，老人也是蛮可怜的。以前一个小感冒都治不好，现在中医院派下来一些大夫，水平都还挺高的，有些大夫还真不错，我们去看病还要提前打电话问问在不在，是不是他们出诊，他们可热心了，没号了也愿意给我们加号。"（访谈资料C017，女，村民）

"现在不仅能看病，服务也好呀。经常会有一些义诊呀、体检的活动，有的人从山上下来到卫生院，走很远的路，体检有时候不能吃饭嘛，就饿着肚子，你体检完，人家医院还给你发馒头和水呢，服务可好。"（访谈资料035，女，村民）

二、医保报销的"让利"

一直以来，国家医保政策被认为在有助于提高居民抵抗疾病风险、缓解"看病贵""看病难"问题（夏迎秋等，2010），尤其在改善老人医疗服务利用率和减轻家庭医疗负担等方面发挥了积极作用（刘国恩等，2011）。当下的城乡居民基本医疗保险制度是一种以底线公平为指向的体系构建。

对于贫困、残疾、重病等特殊人群，东县政府在筹资责任和报销比例上表现出了较大的责任担当，给予了更多医疗服务和医保报销政策优待，比如针对需要转诊的贫困慢病患者，在东县医共体机制内，将由下派卫生院的县级医院医师为其开启转诊绿色通道，实现最快就诊的专家号优待医疗服务，而贫困人口在一级医疗机构的住院报销比例高达95%。以及一些大病患者，在医保报销的机制下，重新获得了就医看病的机会。

"能报销肯定好啊，你看以前我们看病都是自己花钱，现在国家给你掏一部分钱，你自己掏点，有病了还能报销。像我们年龄大的，谁能没个灾没个病的。我在这住院，要是不报销我也不想住院，咱也不想多花冤枉钱。"（访谈资料C032，男，村民）

"慢病报销很合适的，就说高血压，你按时吃药的话一年除

了报销才花 100 元, 多合适。"(访谈资料 D05, 女, 乡镇卫生院医师)

但是, 在上文对农民就医观察中我们也看到, 虽然正式医疗制度具有可报销的优势, 会让农民受益。但它同时是有条件、有额度的报销。市场逻辑下的"大处方""多检查"导致农民的自付比例增加, 加上额外的生活费用和交通成本, 对于低收入农民来说仍是一种经济负担。尽管农民无法真正参与到医共体制度的建设中, 也无法对医生群体提供的医疗服务进行公开的反馈与建议, 但是作为能自主选择就医方式的农民, 却可以通过"用脚投票"的方式来表达对医共体建设的看法。

第三节 农民的"另谋": 医疗"公域"的拓展

一、对当下医疗服务的不满

(一)"驱利"的医生与较高的自付比

在农民的选择之中我们看到尽管正式制度医疗在农村社会的投入不断增加, 但是并没有真正满足农民对医疗服务的期待和基本需求: 即低成本、高专业效度与个性化服务。程序化、流水线、复刻式的医疗服务看似在理性化地解决医疗就诊的难题, 但却由于过度依赖药物和检查而忽视病患心理, 在患者疾病体验和生活感受无法得到阐释和疏解的同时, 也加大了病患的经济压力。

对此, 我们从医疗机构收入结构中可以看出药占比仍然在医疗机构收入中占有很大比重。根据东县县级公立医院考核指标要求, 即"检查和化验人占医疗收入比重≤27", 县中心医院 2019 年检查和化验收入占比为 32.42%, 较 2018 年的 31.63%有所上升; 然而, 医疗服务收入占比为 26.60%, 虽较 2018 年的 25.87%有所增长, 但仍未达到东县医改考核指标"不低于 35%"的要求, 值得注意的是, 在医共体建设推进力度最大的 2018 年和 2019 年, 尽管医保基金结余较多, 但药品与耗材收入仍保持较高比例。在县中医医院，住院患者药占比由 2018 年的 29.4%升至 2019 年的 31.0%，尽管 2019 年医院总收入增长了 11.97%，但医疗服务收入仅增长 1.78%，这表明药品和耗材收入是医院收入增长的主要来源[①]。而这些收入来源的承担者，都是作为医疗服务接收方的农民，这部分收入作为无法报销的部分，极大地增加了农民就医的自付比。

> "虽然现在报销得多，但是自己出的钱也多了。本来 200 块钱门诊上就可以看好的病，虽然现在给你住院报销了，你最后也是花 200 多块钱，但是你需要住院呀，不住院不给你报销呀，没人愿意折腾呀，你住院的话还需要一个人陪护，很麻烦，可是没有办法。"（访谈资料 C15，女，村民）

> "现在看病依然很贵咧，检查多，咱也不懂要不要检查，去了医院就先得拍片子，我婆婆有妇科病嘛，就带她去了县中医院，中医院比中心医院报销得还多呢，就那也自费了 2000 多块钱，报了 1500 多块钱，很多东西不报销。"（访谈资料 C22，女，村民）

在这种情况下，很多农民表示有"被下套"的感觉，时常有村民追问笔者："为什么掏得钱越来越多，待遇却越来越差？"医疗服务存在的逐利机制很大程度上降低了政策红利的获得感，也影响了农民对医生群体和政府部门的信任。

（二）医保报销药物质量差

国家出台了各种政策来保障农民看得起病、看得了病。以慢病管理为例，东县慢病管理政策病种也由最初的 25 种扩大至 30 种，截至 2020 年 6 月，东县慢病人口数达 14874 人，享受慢病管理政策优惠的民众也不断扩大。然而，在笔者的走访调查中，受管理的慢病群众对此政策并不是十分支持，甚至有人觉得该政策发挥作用不大。其中问题主要集中在两方面：

其一，政策对慢病范围仍有很大的限制，并未结合地域慢病情况进行因地制宜，很多具有严重病情且家庭情况并不乐观的慢病患者并不能纳入

---

① 由收集到的数据可能性而得知。

慢病管理的范围内。

> "有的人都残疾了，但是他不是政策规定的膝关节，是髋关节，但是他的慢性病就审核不了。对于造成残疾的重症慢病，应该纳入慢病管理的，但是办理不了，群众意见大。"（访谈资料 D02，男，乡镇卫生院副院长）

其二，很多受管理的群众因为用药习惯与可报销药品无法满足患者需求，患者对慢病管理的医药不满，觉得效用偏低，遂放弃慢病管理的优惠。在笔者访谈中，这样的人并不在少数，很多家庭条件并不乐观的农民也都不愿意接受能报销的低品质的药。

> "我是糖尿病嘛，虽然这个病纳入慢病管理了，但是那个药不好，没有效果，我一般都不用。我有时会去镇上陈阿正中医馆开点中药，他那里很贵，一副药八九十，看个病下来要花三四百，不过人家的药有效，咱们看好病最重要了。他给我开的药方我都留着，然后也看看书，哪些药利于降糖，我就用来泡水喝，挺有用的。"（访谈资料 C32，男，村民）

（三）农村内部医疗水平的不均衡

虽然有的卫生院和农民享受了医共体政策下的红利，在家门口就能享受二级医疗机构提供的优质服务。但是，这种由医疗服务能力提升带来的好处具有"距离衰减效应"[①]，与典型培育乡镇距离较远的农村和非典型乡镇的农民群体所获得的福利很有限，当下农村医疗服务能力依然存在着很大的地区不均衡。

根据省里"基本医疗有保障"的要求，东县超额完成了各项任务指标，达到了"村村有村医"、每个乡镇都有卫生院且开设了住院部，但是实际上

---

① 托布勒（Tobler）于 1970 年提出的距离衰减定律说明某个实体对周边的经济影响力会随着距离增大而逐渐减弱。在东县医共体培育的典型卫生院中，其优势效应对于周边居民尤其是偏远地区居民的福利提升也相当有限。

医疗服务能力参差不齐，尤其在偏远地区的农村腹地，但很多村民还会抱怨"没有医生给我们看病"，并表示现在最迫切的需求是"下派"一个能看病的村医，甚至一些乡镇卫生院在农民眼中都变成了"药房"。农村医疗机构对医疗安全和农民的健康问题都难以得到保障。比如在案例 7-1 中，尽管市医院专家大夫提出乡镇卫生院有能力、有资源可以应对庞大爷的疾病问题，但当地卫生院却并没有很好地解决庞大爷的疾病困扰，甚至对其健康造成了威胁。

案例 7-1：庞大爷，78 岁

庞大爷患有高血压、高血糖等疾病，因为头昏头晕前往市人民医院就诊，挂的专家号。专家说庞大爷病症较轻，建议庞大爷到自己家所在地的卫生院接受治疗，所需的药物卫生院都有，且就诊费低，吃住方便，输四五天液就能好。随后，庞大爷到卫生院接受治疗，输液后上吐下泻，出现了剧烈的不良反应，后转院到县中心医院治疗，住院十二天后才康复。庞大爷的孙儿认为，庞大爷之所以会出现不良反应，是由于用药错误导致，属于医疗事故。其孙儿想拍用药记录给更高层级医疗机构鉴定，但卫生院拒绝递交。经过协调后，庞大爷同意了不对此深究，庞大爷说："都是一个镇的，低头不见抬头见的，我追责的话，可能他们行医资格就被取消了，既然我没有出现大问题，就算了。"（访谈资料 C28，男，村民）

在东县农村社会调查中，给笔者最深的一个感触是，无论是在乡镇卫生院或者是村卫生室，农民多次强调只要有能解决农民看病问题的医生就行，不在乎当地是否做到了"村村有村医""镇镇有住院部"。农民设想的农村医疗体制是，其能够在一定的经济距离或时间距离上达到"及时就医"的标准，能够有较高水平的医生提供有效的服务，而非一些"形式主义"的挂牌。在笔者走访的 30 个村庄中，作为农民健康"守门人"的乡村医生，很多人的医疗服务能力都难以保障。

"村医在山区村庄中发挥的作用很关键，因年轻劳力外出打工，老弱妇孺因交通不便无法及时就医，而村医是村民的就医首

选。因此，村医的业务能力很重要，我们很多村庄确实缺乏一些有能力的医生。"（访谈资料 T01，男，下派到乡镇的县级医师）

"这个大夫不行呐，上次在这个村卫生室看病，挂了青霉素，差点把自己挂死了，挂完回去脱了一层皮，心脏砰砰跳，然后家里人赶紧'包车'（地方自助包车队，相当于出租车）把我送医院去了，幸好我没啥事。"（访谈资料 C30，男，村民）

（四）大病就医的"入院难"

东县大病政策强调对大病的精准救治，各医共体成员单位也对此具有责任。尽管大病保障的范畴也由最初的 25 种大病，扩增到 30 种大病。但是在笔者的走访中，农民群体依旧面临着"大病致贫""大病难救治"等问题。究其原因，主要是大病保险政策中有两个条件存在障碍：一是起付线问题，二是事后报销机制造成的障碍。关于这个问题，县级政府的主要负责人也给予了一些解释：

> "在大病救治上面，我们的任务是明确救治，不能让人看不起病。但是存在问题，很多人压根住不了院。比如说一个需要换肾的患者，自己住院前就需要掏 40 万，很多人掏不起。国家只是出了个文件，没有健康扶贫专项经费，只有民政救济补助一点，红十字会也是老百姓看病完后才能给报销。在我们县，医保局与人财保险公司合作，为贫困户购买了大病保险，分病种报销，基本上能够报销花费的 40%—50%。但是这些都要求患者在治疗完成后再去报销，现在病患的的问题是住不了了。"（访谈资料 X02，男，政府职员）

因此，这样政策设置对家庭经济状况较为良好的农民来说确实是有助于缓解经济负担，发挥着正向作用。但是对于一些较为困难的家庭来说，这项政策的优待"形同虚设"。在此，我们以一位因病致贫的大病案例进行说明：

　　"我女儿今年 16 岁，2019 年 5 月份，因为孩子走路老摔跤，楼梯也不上去，学校把孩子送回来了。在家期间，孩子也是经常发烧感冒，吃了药见好了，但碰点冷水就又感冒了，比如洗碗也感冒，洗脸也感冒。我们把孩子带到卫生院，卫生院让我们去县医院。8 月份，县中心医院给出的诊断是胸椎腰椎侧弯畸形，让我们转三甲医院。我们到市医院后，医院不接收，又让我们去省城，去了省城医院治疗诊断是胸椎腰椎侧弯畸形和脊髓空洞积水。孩子需要换脊髓，但是家里人都不符合配对。并且，医生说整个治疗费用多达 120 余万，家里完全支付不起，我们是低保户，手里仅有 4 万块钱，我们连住院都进不去。实在没钱了，学校有个老师好心都我们介绍了一个慈善组织，但是却遭到了骗子，抢走了我们给孩子看病的 4 万块钱，后来报案了，警察说他们是老手，到现在还没有归还我们钱财。哎，我们实在没办法，只能放弃治疗，是我们对不起孩子。"（访谈资料 C19，女，村民）

　　这个案例是在甲代镇卫生院住院部走访时了解到的，陈姐的父亲因摔伤住院，陈姐在陪床治疗的闲于之际向笔者诉苦。午饭间隙，陈姐给父亲拿了两个地方饼子作为午饭，自己却没有吃。我问陈姐怎么不吃饭，陈姐说："晚上回家再吃，想省点钱。"陈姐的话让笔者动容不已。对于陈姐这种类型的大病患者或家庭来说，疾病与贫困互为因果，都是肩负在身上的"大山"。当下的农村医疗体制在大病救助和治疗层面也有待提升的空间。

二、沉默中的"另谋"

　　农民的就医选择是多元化的，一方面他们享受改革红利下的优待，另一方面针对医疗机构逐利问题、医疗效用、经济与时间成本因素的考量，又通过"用脚投票"的方式拓展了医疗"公域"，即选择存在于乡土社会的非正式医疗制度进行治疗，尽管这类医疗并不受到制度合法性认可。但是它仍然是当下农民就医的选择之一。

　　在笔者调研期间，发现当下的农村仍有很多非正式医疗制度的医者为农民提供便捷、实惠的医疗服务。走访的许多村庄附近都有一些庙宇发挥着一定的医疗职能，如观音庙、龙王庙、二郎庙等。尤其在庙会期间，庙宇仙人的主要任务就是为前来赶庙会的病人看病，人流甚多，有的庙会甚至达到了每天一百人的就诊量，其中不乏年轻人参与①。在上文对农民穿梭求医的观察中，我们也能发现，非正式医疗制度除了作为正式医疗制度无法满足医疗需求下的选择外，农民会根据疾病的类型进行就医选择。

访谈时发现，农民会根据自身痛感体验将疾病分为小病、大病、急病、慢病、"国家看不了的病"等不同类型，不同的病选择在不同的医疗体系就医。"小病"多指一般的头疼、脑热、咳嗽、腹泻等身体出现轻微不适的症状，这种情况农民大多以便利性为原则，就近找村医或土大夫、看病大仙抓点西药或草药进行预防、治疗。随着西医的发展与影响，像"急病"与难以治愈的、需要做手术的、化疗的"大病"，农民首选正式医疗制度中的西医求诊。以往关于高血压、颈椎病、肠胃炎等"慢性病"，中国人有中医治疗的传统，部分农民会使用一些中草药或针灸的方式，但随着慢病管理纳入国家医疗保险支付后，西医逐渐成为病患就医的主要选择。

而在三类疾病的治疗中，农民会考虑正式医疗制度之外的就医方式。首先是农民口中"国家看不好的病"（"邪病"）。访谈后发现，当农民将疾病与道德行为、宿命观或难以解释的病因挂钩时，人们往往都会尝试利用超自然力治病的医疗方式，比如因"苛刻婆婆"而引发精神病的张哥媳妇（访谈资料 C26，男，村民）；因"家族逝者对婴儿家长的责备"而引发夜间啼哭不止的婴儿（访谈资料 C12，男，村民）；在田间干农活时被"不知何力量"拍打在地的大姐（访谈资料 C035，女，村民）等。他们都会选择找看病大仙治疗。其次，通过师徒制和家庭流传下来的一些针对地方病和常见病的偏方和草药方，让一些正式医疗制度中的医者有了自己专长，在一些"擅长病"治疗方面颇有口碑。比如，不同村庄中有一些对痦子、皮疹、正骨、儿科病等方面具有特长的大夫（访谈资料 C05，男，土

① 大部分庙会持续七天，在这七天里，会有专门的庙宇仙人为前来病患看病，"庙宇仙人"在地方上又称为"看病大仙"。

中医；C06，男，土中医）。最后，在丰富的中草药资源孕育下，农村社会中发展了一套健康管理方案和疾病治疗方式，人们常见的头疼脑热、咽喉肿痛、皮外伤等"小病"，土大夫都有一些经济适用的治疗方案，并会将一些常见的、可就地取材的草药的使用方法、功效和应急治疗方式传授给村民。

第八章　结论与展望

第一节　组织场域理论的应用与拓展

社会学中的新制度主义为我们探讨多元主体在政策执行的互动行为提供了新的视角。在现有的组织场域研究中，已经有不少理论与实证的回应，但是多集中于对企业组织的讨论。从理论发展来讲，近些年关于组织场域理论的关注焦点已不再单独强调环境等结构性要素对组织行为的影响，主体性的价值已经走入研究者视野。但是，组织行为变迁与结构性和主体性要素具有什么样的关系？这在组织场域理论研究中仍是有待探讨的问题。

笔者用组织场域理论来理解医共体政策变迁的过程与机制是理论上的一种尝试，通过借鉴组织场域理论来更深入地分析医共体政策执行变迁的问题。一方面，组织场域提供了影响多元主体的医共体政策执行的范围和环境，场域制度与组织结构等要素对组织行为的影响在以往研究中不乏有洞见的见解，借鉴这样的分析方式有助于我们理解复杂的农村医疗体制改革；另一方面，社会学研究中将主体视角作为一种思维方式，以此将研究问题放在主体互动、互构的实践来讨论的分析路径，也有助于填补组织场域中对主体性讨论的缺失。

在结构层面，笔者延续了组织场域研究对治理结构与集体行为的关注（尼尔·弗利格斯坦，1990；孟科学、雷鹏飞，2017），并将主体所处的社会文化背景纳入对主体行为的分析，比如地方政府所具有的县域治理特点、医生群体所处的乡土社会情境中的服务供给等；在主体层面，通过对不同利益主体的利益、身份与能力的分析，探讨了组织场域的权力结构与互动结构对医共体执行的变迁行为的影响作用。尤其是对不同利益群体及权力资源对医共体政策行为的影响进行解释。

在医共体组织场域的"结构性—主体性"的分析框架下，我们可以看到结构要素对主体行为的塑造。一方面，无论是在医共体的治理行为，亦或者医共体内部的生产与自我管理行为，再或者农民群体对医疗服务的接受行为，他们在一定程度上都表现出了对制度的依赖。与医共体相关的制度环境保证了多元主体之间互动与生产的稳定与持续，界定了各主体参与行为的边界和合法性基础。另一方面，组织结构及其行为惰性影响了作为创新型医共体政策的落实与执行，主体会延续以往行为的"惯性"，尤其是在新政策的激励行为变弱时，这种行为趋向更为明显。

然而，结构并非持久不变，主体性力量的介入可以改变组织场域内的制度，这是组织场域出现异质性的重要因素。比如，在政策创新层面，正是由于政策企业家团队的推动，医保支付改革方案、农村医疗服务能力培养方案等才能推出；在政策执行层面，当医疗机构与医生群体的利益未得到满足时，院长与医生群体改变了对医共体政策的顺从，反而利用管理自主与临床自主改变了医共体政策的设定；在组织结构层面，地方政府的一些非正式运作的行为，医疗机构的一些形式化与象征性行为等改变了传统性的科层化组织的行为等。也可以说，主体在一定程度上重塑了医共体组织场域的结构要素。因此，医共体政策执行的动态演化与变迁的过程是结构性与主体性互动影响的结果。

此外，本书发现在这个医共体组织场域内，主体利益是影响组织和主体行为的重要因素。医共体政策试图协同多层级医疗机构和多元主体的利益来实现医共体的建设，改善农村医疗的发展状况。但是，新机制建设时，原有利益格局将会被打破与重组。基于相同立场和环境下的不同利益群体，同类型个体有着相同的利益考量，并面临着相似的制度性困境和社会环境，这是引发群体行为和互动最直接的出发点。但是，仅从"结构性"要素出发的策略，在政策执行中可能会形成"表面上的团结一致"，难以真正实现利益的公平分配和一致行动。利益是与人相关联的，因此，利益协调与共享的问题也应该从主体性视角出发做出尝试和改变。

第二节 从政策设定到政策执行：适应性变迁行为

一、关于"结构性"与"主体性"的政策执行

在前面章节中，笔者从不同主体及领域面向入手，逐渐观察并剖析了一个县域医共体的执行过程。我们回到本书分析框架上来看政策执行行为，本书发现关于从结构性与主体性医共体政策设定的内容，在政策执行中或多或少都发生了变化。如表 8-1 所示，医共体的执行，与他们所参与建构的主体一样，都深处在一个制度、组织或群体、社会与文化等结构性要素影响的环境之中。来自医共体政策的结构性要素制约了执行主体的行为，而在政策设定中并不被重视的社会文化结构要素也影响了主体行为。此外，医共体政策执行与政策设定差距最大的一点是，在政策设定中被忽视的"主体性"要素在政策执行中发挥了较大作用，影响着政策执行的走向与变迁。通过对多元主体的政策执行行为的观察和分析，本书观察到的一个基本事实是东县医共体政策执行确实发生了区别于政策设定的适应性变迁行为。

表 8-1 东县医共体政策设定与执行间的演化

两个面向	具体层次	基本构念	政策设定	政策执行
结构性	宏观层面	制度层面	系统的、配套的医共体政策	卫健局主导的大部分政策形成，但在执行中针对激励机制不足而需要部门联动推出的"院长年薪制"、"编制改革"以及"医疗服务价格调整"方面仍未完成。
结构性	宏观层面	组织结构	统一机构管理，形成医共体内部的利益、责任、服务、发展与管理的共同体	基本完成医共体组织内部的机构设置与规章制度等，但在一些工作内容上，县级政府与医共体成员单位表现出选择性执行与象征性执行的行为特点。 ①县级政府：督导各级医疗机构的挂牌与相关制度规则的建立；促进主要目标任务和数据的落实。

续表

两个面向	具体层次	基本构念	政策设定	政策执行
结构性	宏观层面	组织结构		②医疗机构与医生群体：两个县级医院成立医共体建设办公室、医共体财务管理中心等机构，修订医共体内部业务管理办法等。
		社会文化结构	未明确涉及	①县级政府的医改治理：关系与人情纳入治理过程。 ②医疗机构与医生群体：私人关系纳入医疗资源的再分配（如典型卫生院试点等内容）。 ③农民群体：地方社会中医医疗资源的丰硕与医疗传统下的就医惯习，农民有正式医疗制度之外的就医习惯。
	中微观层面	权力结构	行政放权至医共体成员单位，医共体总院实行人、财、物统一管理	①县级政府：权力难下放，县级政府及相关职能部门仍掌握着人事任命权，关于医共体内部财与物的管理，仍需要政府部门的批准，医共体权力受限。 ②医疗机构与医生群体：卫生院未能真正成为县级医院的分院，仍具有"竞争"性质，人、财、物管理"两张皮"。
	中微观层面	任务目标	①建立医保基金预算包干机制，促进医保基金的结余； ②有序实施双向转诊机制； ③全面开展家庭医生签约服务； ④促进基层医疗业务协调发展；	①一方面，两个医共体"按人头总额预算包干"的方式不是农民自主选择在哪个医共体服务，而是行政干预按照镇域"人头"总数进行的分配；另一方面，在医共体政策执行初期，医共体成员单位具有较大的积极性，医共体内部实现了医保基金的顺利结余。 ②双向转诊的优待措施并未打通，对于卫生院上转的病患，县级医院并未有优先转诊、检查、住院等服务；针对从县级医院下转的患者，县级医师也没有持续跟进。 ③组建了"1+3+1"的县镇村家庭医生服务团队，但只是文件式的成果体现，并未有实质内容的落实。

两个面向	具体层次	基本构念	政策设定	政策执行
结构性	中微观层面	任务目标	⑤扎实推进基本公共卫生服务。	④农村医疗业务层面：部分卫生院的业务能力有所提升；部分卫生院，尤其是典型卫生院有开设新业务和新技术；中西医结合医疗服务在很大程度上表现为在卫生院开展中医业务，在卫生院增设中医药物，形式内容为主；医共体内机构检查并不互认，患者仍需要重复检查；县级医务人才有所下沉，但不同卫生院下沉力度有差别。 ⑤公卫卫生服务：主要由卫生院与村医执行，任务目标的审核多以数据、资料内容为主。
		激励结构	①县级政府与官员的"政治激励"； ②医疗机构与医生群体的绩效激励和晋升激励"； ③农民群体："花少钱看好病"。	①县级政府主要官员的任期的有限性，导致在"政治激励"追求下对医共体样本的打造限制了时间范围； ②医疗机构与医务人员：医保基金虽结余，但是未能作为绩效分配；医共体双向流动的晋升渠道也未建立； ③农民群体：因为卫生院医疗业务能力提升的差异性，所以并不是所有农民都能在农村社会享受优质的医疗服务。
主体性		主体利益	①县级政府：公共利益； ②医疗机构：公益性发展定位； ③农民群体：享受基本医疗服务。	多元主体并不是政策期待般的利益分布。 ①县级政府：公共利益；部门利益；官员晋升； ②医疗机构与医生群体：公益性定位；市场逐利动力；内部发展动机与个人晋升空间； ③农民群体：有效、价廉、连续的医疗服务。
		主体身份与实践	①县级政府及官员：行政权力——医共体治理；	①作为决策者、督导者、管理者的政策企业家团队，其管理能力、医疗专业知识水平、对机会的利用等，影响着政策的有效执行；

续表

两个面向	具体层次	基本构念	政策设定	政策执行
主体性	主体身份与实践		②医疗机构与医生群体：专业权力——公益性医疗服务生产；③农民群体：就医选择权力——被动遵循医共体规则选择就医。	②医疗机构与医生群体：不仅承担着医共体内部的医疗服务供给，还掌握着对医共体内部层级性的管理。在执行初期，在激励机制的作用下，按照政策设定执行；当激励机制未能兑现时，其表现为在医疗服务供给中的"逐利行为"，医共体内部管理的"形式化、选择性"的管理。③农民群体：优先选择医共体内部的医疗服务，当其无法满足农民的就医需求时，也会选择医共体外部的医疗服务。
	主体能动性与创造性		未明确鼓励各主体的创新行为，但各主体均有一定的行为空间。	①县级政府：提出一些较为创新的医共体建设方案；建立典型乡镇卫生院试点，打造东县医共体建设样本；对多重任务进行有重点、有选择、不同管理形式的监督与执行；②医疗机构与医生群体：并非对医共体政策与组织规则的完全遵从，当利益未能如政策设定分配时，主动通过一些"反击"行为寻求更多的利益满足；③农民群体：参与了非正式医疗制度在农村社会的延续。

资料来源：本书整理。

二、政策适应性变迁：结构性与主动性互动的结果

通过对政策执行适应性变迁行为的观察，在结构性与主体性的互动过程中，我们可以看到以下四个基本事实。

第一，东县医共体执行状况并不是由掌握治理权力的地方政府决定，也不是由掌握专业权力的医疗机构或医生群体决定，而是包括农民主体参与在内的多元主体共同参与和执行。

第二，在县级政府的医共体治理中，地方政府首先会对医共体政策设

计进行一个体系化、具体化的构建，再通过督查治理的方式对多元主体参与、执行情况进行过程控制。研究发现，基于制度环境与组织结构的影响，县级政府的执行行为必须遵守制度的规范，在制度允许的范围内按照合法化的行动程序进行治理，并按照科层化组织的规则、程序形式，"结构性"要素引发出一种"路径依赖"的治理模式。同时，这种僵化、同质性的治理机制无法在具体的、变动的、复杂化的基层社会中实现问题解决，地方政府官员与执行者也会通过主动地"创造"、"变通"与"破坏"等，能动地应对医共体政策落实中的情况。

第三，在医疗机构与医生职业群体参与医共体建设时，虽然其执行行为受到各种制度的规制与政府部门的督导、考核，但是他们也并不是完全按照制度设计般执行，尤其是作为动员其参与的制度激励部分落空、无法满足其利益需求后，他们不会完全遵循现有制度，反而会利用其职业主动性争取主体利益，实现对结构性困境的超越。具体表现为：一方面，医生的生存和发展依赖国家与制度给予的权力、地位与支持，农村医疗机构也借助医共体机制激活了长期稳固不变的发展格局；另一方面，他们又利用医生职业所具有的临床自主性与管理自主性的动力作用，实现了对结构性控制的反击。这两种自主性能力催生了医生群体"双向支配"的能力，即向上通过医共体内部形式化的管理，参与应付了来自政府部门的医共体建设压力，向下通过逐利型医疗服务供给行为来最大程度地保护了自身利益不受侵犯。

第四，农民向来作为医改过程中最沉默的主体，虽然很少研究将其纳入医改政策执行中去考量，但也正是由于这种被忽视的地位，导致我们忽略了他们在面对医改政策不公时的反抗行为。他们不是对所有政策执行后果的被动接受，而是在享受、顺从医共体政策红利的同时，也会将医共体之外的医疗服务作为自己的就医选择，通过"不选择"的方式来应对"不满意"的医疗服务。

在此，我们从主体的体验与实践出发，对医共体执行过程进行了再审视。在复杂动态的主体关系与互动过程中，如表 8-2 所示，我们看到任何一方的执行主体，都具有双向支配的行为逻辑。一个清晰的关于"结构性"与"主体性"的对抗关系在各主体间开始显现，即在各主体参与的医共体政策执行中所发生区别于政策设计的适应性变迁行为，是执行者利用其"主体性"要素和与医共体政策相关的"结构性"要素不断博弈后的结果。在此，我们通过一个表格对医共体政策适应性变迁行为中结构性与主体性互动行为做以简单总结。

表 8-2　政策适应性变迁中结构性与主体性的作用表现

多元主体	行为范围	结构性的作用	主体性的作用
县级政府及官员	医共体治理	"路径依赖"式治理	"能动"式治理
医疗机构与医生群体	医疗服务供给与医共体内部管理	对支持性政策的"依赖"	"自主"反击式逐利
农民群体	就医选择	对政策红利的"顺从"	需求未满足时的"另谋"

资料来源：本书整理。

在表 8-2 中我们看到，任何一方企图通过利用自身优势资源实现对另一方的控制是不可能完全实现的。比如，掌握行政权力与资源优势的地方政府虽然进行了一些地方实践创新与变通，改变与完善了医共体政策体系，重塑了医共体执行秩序；但是被认为非优势地位的其他主体，也可以在医共体实践中利用其身份与主体性能力引发创新和挑战性实践，以此来打破和供给现有的制度与行为逻辑，改变医共体执行格局。掌握专业优势与次行政权力的医生职业群体，在多年的医改实践中已经积累了丰富的应对经验，一方面享受着制度与组织给予的结构性优势，另一方面在新政策未满足利益下通过主体动力的发挥开启"防御机制"与"不利转移机制"，在保障自我利益完善的同时，将"不利"的地位转移至服务接收者。然而，被认为最具弱势地位的农民群体，却也是理性主体，一边顺从医疗制度规则、享受医共体政策红利，另一边也自主扩展、延续了其他就医选择。在这个过程中，结构性不是稳定不变的，会受到来自主体参与建构的影响；而主体性不是没有边界的主体性，执行个体或组织的主体性会受到结构的限制。

总而言之，本书想解释的是一个行动主体与政策执行之间交互影响的关系。在主体互动、政策执行的过程中，主体行为的演化不是单向的结构论影响，也不是单向的主体性操控，它实际上表达了一种自上而下的结构化逻辑与自下而上的主体性逻辑的双重影响。

第三节　东县医共体政策执行的再认识

一、政策执行的阶段性特征

在县级政府的治理中，我们可以看到在执行初期阶段，县级政府通过较强的政治动员使得新医疗体制在不同主体中实现了快速的引入与推广，虽然这一阶段多元主体的认同具有强制性的特点，效率却很高。然而，我们在对医疗机构与医生群体的行为讨论中发现，一个"强制"同意的背后是以利益为本的制度吸引与合作。以利益调整为核心的医共体政策，是他们积极参与的关键所在。在医共体执行的初始阶段，是关于医疗服务体系制度的不断完善，以及形成制度认同的动员阶段。在这个过程中，各主体基于医共体政策认同的"共识"，其执行行为表现为结构性与主体性之间较为稳定状态。一方面，他们认同医共体政策的规范、程序与内容；另一方面，各主体（尤其是县级政府与医疗机构的主体）也主动参与医共体具体方案的创新工作，积极参与新机制的建设，此时的医共体政策执行不是死板地按照政策设定行事，而是表现出一种在地方社会的不断适应与调整的变迁状态。

随着进程的发展，多元执行主体的互动进入了第二阶段。当医共体政策与复杂、多元、具体的社会发生真实的碰撞时，旧有利益结构的稳固性和社会发展的动态性极易导致多元主体在合作中产生冲突。首先在县级政府参与的医共体治理层面，随着医共体政策执行暴露出的一些难点问题，一般情况下只能尝试在县卫健局或医保局为核心部门的权责范围内解决，当问题的解决需要多部门间联动时，如果没有政策企业家团队的高位推动与支持，这些问题往往很难在部门间达成解决共识。比如在医共体政策执行中关于医院与医生群体激励调整的方案：地方政府院长年薪制、编制改革创新、以及医保结余基金的分配方案等，都难以形成多部门的一致同意，造成执行掣肘。因此，当医生群体在无法获得医共体政策约定下的晋升激励与医保结余基金的绩效激励时，便失去了在医共体政策执行前对"契约"的遵守承诺，通过其可调用的管理自主性与临床自主性，改变约定的"契约行为"，继续追逐各自分散的利益。这一阶段所表现出来的是以各自利益追求为核心的执行行为，即在结构性与主体性之间引发的博弈与动荡状态。如果说第一阶段的解决的是起步问题，那么第二阶段的发展要点是解决可持续发展的问题。

二、医共体典型样板何以呈现

基于上述讨论，我们看到东县医共体政策执行发生了适应性变迁。在医共体政策执行的第二阶段中，由于结构性与主体性互动的不平衡导致了一些不利于医共体建设，甚至是影响农村医疗服务公益性供给的行为。那么，为何针对政策执行中的问题不能做及时的调整与纠正呢？在东县医共体建设并不完善的情况下为何其仍能作为医共体建设的典型样板在全国会议上分享经验呢？

其实，在医共体建设中，医疗机构与地方政府是同一个利益攸关的政绩共同体（于建嵘，2011），医疗机构需要来自政府更多的资源和政策支持，而地方政府需要医疗机构在改革中做出优异的表现来作为地方政绩。这也决定了即使当下医疗机构存在着不积极参与的作为，甚至表现出一种低效、不可持续的发展状态，但只要它曾经有过不错的成绩，就可以作为一种政绩表现，通过上报获得回报。在第一阶段的医共体建设中，确实有效推进了医共体执行进程，并产生了一个可借鉴的经验。比如，建立了配套型的医共体实施方案、推进了医保支付方案的改革、完成了医保基金的结余目标，并建立了典型卫生院试点，取得了一些可观的成效数据和经验。因此，尽管医疗机构利用临床自主性或管理自主性表现出一定的"反击"行为，对医共体政策内容进行象征性或形式性选择执行，地方政府都是可以容忍的。对有限任期制的地方政府来说，就算不及时调整医共体执行中的问题，维持当下的发展状态仍能说明改革在一定程度上的"成功"。但是，这样的"成功"是不可持续的，也是不符合农村医疗服务公益性发展定位的。

第四节 农村医疗体制改革的反思

一、结构性与主体性的动态平衡

在当下医共体政策设定中，决策者看到了执行主体可能会基于利益做出一些寻租行为，但是决策者却偏于注重结构的改革，比如从制度要素（与医改相关的制度设计方案），或从组织结构要素（对医疗机构的组织模式进行调整与变更）方面入手，通过形成一个完美的、公正的医疗制度和行为机制来对医疗服务的供给以及医疗资源的公正性分配进行指导与制约，以"结构性"的改革解决主体间利益分配和偏好问题。这样的安排能发挥一定效用，比如医共体政策的推出，将医疗发展的重点由城市转向农村，并通过一些强制性的措施改变了农村长期以来稳定的医疗卫生供给格局。"结构性"秩序在医共体发展的起步阶段发挥了重要作用，但从农村医疗卫生发展的可持续发展上来讲，却有着难以解决的弊端。各医共体参与主体逐渐暴露参与动力不足的问题，医共体机制不可持续，导致农村医疗的内生能力的培养尚未能实现，政策执行行为发生变迁。

观察各主体的参与行动，无论是地方政府的"路径依赖"治理，还是医生职业群体对政府与制度资源的"依赖"，亦或者是农民群体在就医选择中对"红利型"政策的"顺从"，不同主体都会利用自身独特的权力资源"借用"既有政策中的利己部分，以实现对自身利益的补充。除了从结构路径获得"利益"外，主体的利益满足还有另一个路径，即通过利用自身所拥有的权力资源、身份地位与信息优势等，一方面用"主体性"实践来弱化"结构性"弊端，另一方面能动地开拓新的利益获取与目的实现的途径。

我们需要注意的是，主体性价值的发挥并不是没有边界、难以摸索的"空中楼阁"。主体性的行为体现也具有结构性基础，除了在制度与组织结构允许的合法范围内行使外，其主体性行为还受社会文化基础的影响。比如，在地方政府医共体治理的行为中，我们能看到一些地方政府官员会通过一些人情社会的行为方式，利用关系、情感、惯习等地方社会文化要素来留任农村医疗人才、分配医疗与政策资源、给予医疗机构不同的考核空间等；医共体总院对乡镇卫生院的培养与资源投入，也由"机构间关系"拓展至"主体间关系"的拓展；农民的就医选择不仅包括医共体体制内的医疗选择，还包括对隐秘于乡土社会、以社会文化逻辑为主导的非正式医疗制度的选择。

并且主体性价值的发挥受到主体所拥有的权力、知识、信息掌握、价值观差异影响。首先，不同群体在医疗领域有着不同的价值观和立场。排除其他外在因素的影响，单纯从其主体身份来看，政府部门作为公众的代言人，其医疗决策与治理应该体现公共理性与公共价值；而医生职业群体作为专业化的医疗团队成员，在"救死扶伤"的价值内涵下，对医学新知识、新技术、新科技的专业追求催生了职业发展的立场。对于农民群体而言，无论哪种医疗服务方式，无论何种医疗政策优待，只要"有地方看病""能看好病""有钱看病"即可，即他们追求的是低成本、有效、可及、可持续的医疗服务方式。

其次，从权力层面来看，拥有行政权力最强的地方政府在整个医共体建设与执行期间具有较大的主动权与控制权，对医共体建设的具体工作内容、督查指标、绩效分配与资源调配等方面具有强大的话语权；而掌握次行政权力的医疗机构，尤其是县级医疗机构与乡镇卫生院（乡镇卫生院的行政权力要低于县级医院），虽然无法通过权力运作实现对县级政府治理权的干预，却可以通过次行政权力运作实现对下级医疗机构的形式化管理与帮扶工作，而这种行为的后果，直接导致难以形成实质上的医疗共同体。在知识权力上，医疗机构与医生职业群体占有主导地位，地方政府次之，农民群体更是处于被控制的地位。因此，医生群体通过对医学知识权力的掌控来完成对农民群体的医疗服务供给，并由此获得与政府部门进行谈判的资格，实现对医共体建设行为的适应性调配。反而农民在行政权力和知识权力以及在医疗政策与疾病治疗的信息控制上占了下风，但是作为整个医疗服务体系的末端，他们却掌握着对医疗服务选择的权力，即有可能会拒绝医共体机制下的医疗服务供给。

综上所述，医共体政策执行的适应性变迁是结构性与主体性的不断博弈的结果。他们的关键性缺陷是没有给予各方主体构建透明、公平的博弈机制，各主体之间存在着"无知屏幕"的障碍。因此，尊重主体价值、搭建多元主体间的动态调整机制、形成"共生相关"的组织体系十分重要。

二、医共体可持续发展的出路：贴近农民需求的社会文化逻辑

在文章结束之际，让我们回到关于医疗体制的改革的二元争论中，即关于政府与市场的二元对立状态。医共体政策的出台被认为是通过利益调整的方式在政府与市场之间形成一种协调。但是，它真的能实现吗？

我们观察到医共体建设并非是仅有政府与市场逻辑参与建构的行为，专业逻辑与社会文化逻辑对其的影响不容忽视。在医共体政策的执行与落实中，表现为县级政府所拥有的治理权力与医生群体所拥有的专业权力与内部管理权间所引发的互动与博弈。当利益的分配能够维持一个较为平衡的状态时，执行主体的行为更有可能会表现出一种有利于共同目标的合力，推动医共体政策执行的良性发展，这在医共体政策执行的初期阶段可以看出。当利益分配难以均衡且各主体利用自身的优势权力来侵害另一些主体的利益时，更难形成对政策的共识，并将导致目标分散的执行行为。而作为医疗服务的接收主体——农民群体，在对医共体机服务不满足的情况下，受社会文化逻辑的影响，选择存在于农村社会的、医疗服务水平处于弱势的非正式制度医疗。然而，当下的医共体制度更多是从政府逻辑和市场逻辑出发下做出的政策设定，体现为对弱势者利益竞争能力群体的忽视，没有实现平衡不同利益主体关系的设想，导致多元主体在政策执行中发生了一些基于主体利益的适应性变迁。

那么，关于利益平衡机制如何建构呢？当笔者从农民就医选择的视角来看，可以发现社会文化逻辑机制在医疗体制的建设中常常被忽略。在国内学术研究领域，对这一方向的探索并非少见，从职业法团自主性下的自治行业协会的建构（姚泽麟，2017），到强调的社群机制参与的互动式治理（顾昕，2019），社会文化逻辑在医改治理研究中应该被启用。在医共体执行中追求结构性与主体性的平衡中，我们或许可以从社会文化逻辑的角度出发来平衡政府与市场逻辑之间的争端，通过政府—市场—社会的综合参与的混合型治理模式，以不同机制的互补嵌入来实现利益平衡，并在医改

政策执行的进程中不断进行调适与纠偏。因此，关于农村医疗体制改革的发展，本书建议：

第一，创新医共体治理模式。督查治理参与了医共体建设的全过程和各环节，虽然有助于地方政府对政策执行中的问题进行及时的了解与掌控，但是并没有一个形成解决问题的机制，也没有一个监督回应的机制。自上而下的行政式和路径依赖式治理已不适合基层医疗体制发展的需要，无法应对复杂多变、灵活多变的基层医疗发展需求。要尊重多元主体合理的利益追求，引导社会力量参与医共体治理。由此才能形成供需匹配，且能基于医疗实践不断调配的医改实践。

第二，建立各方主体构建透明、公平的博弈机制，激活社会文化逻辑的参与能力。一方面，提供多元主体参与发声的平台，通过公开讨论的方式实现多元利益的跨界协调；另一方面，发挥社会主体对医疗改革政策调整与反馈的监督、跟进与落实，弥补当下医共体治理中"能发现问题，无动力解决问题"的弊病。此外，还能给予农民和低层级医疗机构等弱势利益群体的参与权与表达权，通过将改革效果反馈给地方政府，或者更高层级的政府，政府部门对此进行回应和解答。

第三，继续重视农村医疗水平与农民健康状况的可行能力的改善，尤其是对农村医疗机构获得资源并将资源转化为一种理想生活过程中的实质能力的培养（刘科，2020），重视医疗服务供给的效率问题，建立医共体的内部竞争和激励机制，打通医共体内部人员的双向流动和晋升渠道，要根据政策执行的具体情况对医共体政策本身进行不断地更正与调整。

参考文献

［1］艾云：《上下级政府间"考核检查"与"应对"过程的组织学分析以 A 县"计划生育"年终考核为例》，《社会》2011 年第 3 期。

［2］[美]安德鲁·阿伯特：《职业系统：论专业技能的劳动分工》，商务印书馆 2016 年版。

［3］[美]布莱恩·特纳：《身体与社会》，马海良、赵国新译，春风文艺出版社 2000 年版。

［4］[美]道格拉斯·C·诺思：《制度、制度变迁与经济绩效》，格致出版社 2008 年版。

［5］蔡霞：《以县政改革为切入点启动国家政治改革》，《东南学术》2010 年第 1 期。

［6］曹正汉：《中国上下分治的治理体制及其稳定机制》，《社会学研究》2011 年第 1 期。

［7］陈家建、边慧敏、邓湘树：《科层结构与政策执行》，《社会学研究》2013 年第 6 期。

［8］陈怀超、范建红：《组织场域研究脉络梳理与未来展望》，《现代财经（天津财经大学学报）》2016 年第 2 期。

［9］陈家建：《督查机制：科层运动化的实践渠道》，《公共行政评论》2015 年第 2 期。

［10］陈那波、蔡荣：《"试点"何以失败？——A 市生活垃圾"计量收费"政策试行过程研究》，《社会学研究》2017 年第 2 期。

［11］陈雪飞：《通过医学的治理：知识权威与健康政治》，《开放时代》2021 年第 3 期。

［12］程宣梅、谢洪明、陈侃翔、程聪、王菁、刘淑春：《集体行动视角下的制度逻辑演化机制研究——基于专车服务行业的案例分析》，《管理

科学学报》2018 年第 2 期。

[13] 迟沫涵、尚杰、孙涛：《我国城乡卫生服务体系纵向整合的路径依赖研究》，《中国卫生经济》2014 年第 8 期。

[14] 邓正来：《社会秩序规则二元观——哈耶克法律理论的研究》，《北大法律评论》1999 年第 2 期。

[15] 丁煌、定明捷：《国外政策执行理论前沿评述》，《公共行政评论》2010 年第 1 期。

[16] 丁煌：《利益分析：研究政策执行问题的基本方法论原则》，《广东行政学院学报》2004 年第 3 期。

[17] 杜晶晶、Wenyao G.Zhao、郝喜玲：《组织场域、制度工作与产业变革——基于电动车产业的单案例研究》，《经济管理》2020 第 7 期。

[18] [美]戴伊，托马斯：《理解公共政策》，彭勃等译，华夏出版社2004 年版。

[19] [美]杜赞奇：《文化、权力和国家——1900—1942 年的华北农村》，江苏人民出版社 2008 年版。

[20] [英]道格拉斯，玛丽：《制度如何思考》，张晨曲译，经济管理出版社 2013 年版。

[21] 樊红敏：《政治行政化：县域治理的结构化逻辑——一把手日常行为的视角》，《经济社会体制比较》2013 年第 1 期。

[22] 方敏、吴少龙：《"新医改"让医疗费用下降了吗？——基于CHARLS 对甘肃、浙江的追踪数据》，《北京行政学院学报》2017 年第 6 期。

[23] 房莉杰：《理解"新医改"的困境："十二五"医改回顾》，《国家行政学院学报》2016 年第 2 期。

[24] 费孝通、吴晗：《皇权与绅权》，天津人民出版社 1988 年版。

[25] 费孝通：《乡土中国·乡土重建》，群言出版社 2016 年版。

[26] 冯磊：《公立医院"取消编制"的政策建构：渊源、经验与展望》，《中国卫生政策研究》2017 年第 1 期。

[27] 冯仕政：《中国国家运动的形成与变异：基于政体的整体性解释》，《开放时代》2011 年第 1 期。

[28] [法]福柯，米歇尔：《临床医学的诞生》，刘东、刘北成译，译

林出版社 2001 年版。

[29] 傅虹桥：《新中国的卫生政策变迁与国民健康改善》，《现代哲学》2015 年第 5 期。

[30] 顾雪非、张美丽、刘小青：《整合型医疗卫生服务体系的构建与治理》，《社会治理》2018 年第 1 期。

[31] 顾昕：《财政制度改革与浙江省县域医共体的推进》，《治理研究》2019 年第 1 期。

[32] 顾昕：《新时代新医改公共治理的范式转型——从政府与市场的二元对立到政府-市场-社会的互动协同》，《武汉科技大学学报（社会科学版）》，2018 年第 6 期。

[33] 顾昕：《走向全民医保：中国新医改的战略与战术》，中国劳动社会保障出版社 2008 年版。

[34] 顾昕：《走向协同治理：公立医院治理变革中的国家、市场与社会》，《苏州大学学报（哲学社会科学版）》2017 年第 5 期。

[35] 顾昕：《走向互动式治理：国家治理体系创新中"国家-市场-社会关系"的变革》，《学术月刊》2019 年第 1 期。

[36] 管仲军、陈昕、叶小琴：《我国医疗服务供给制度变迁与内在逻辑探析》，《中国行政管理》2017 年第 7 期。

[37] 郭毅、徐莹、陈欣：《新制度主义：理论评述及其对组织研究的贡献》，《社会》2007 年第 1 期。

[38] 郭湛：《论主体间性或交互主体性》，《中国人民大学学报》2001 年第 3 期。

[39] 郭湛：《主体性哲学——人的存在及其意义》（修订版），中国人民大学出版社 2011 年版。

[40] 韩博天：《通过试验制定政策：中国独具特色的经验》，《当代中国史研究》2010 年第 3 期。

[41] [英]米切尔·黑尧：《现代国家的政策过程》，赵成根译，中国青年出版社 2004 年版。

[42] 韩俊江、王胜子：《试论我国农村医疗卫生服务体系的完善》，《东北师大学报（哲学社会科学版）》2015 年第 2 期。

［43］贺东航、孔繁斌：《公共政策执行的中国经验》，《中国社会科学》2011 年第 5 期。

［44］黄建洪：《自主性管理：创新社会管理的引导性议题》，《社会科学》2012 年第 10 期。

［45］黄宗智：《集权的简约治理：中国以准官员和纠纷解决为主的半正式基层行政》，《中国乡村研究》2007 年。

［46］姜立文、宋述铭、郭伟龙：《我国区域纵向医联体模式及发展现状》，《医学与社会》2014 年第 5 期。

［47］蒋春灵、付建华、李银才：《我国基层医疗机构服务能力弱化的体制探源》，《中国卫生经济》2018 年第 10 期。

［48］赖诗攀：《强激励效应扩张：科层组织注意力分配与中国城市市政支出的"上下"竞争（1999—2010）》，《公共行政评论》2020 年第 1 期。

［49］黎燕珍：《中国医改：20 年再回首》，《中国改革》2005 年第 10 期。

［50］李伯阳、张亮：《断裂与重塑：建立整合型医疗服务体系》，《中国卫生经济》2012 年第 7 期。

［51］李春南：《政府统筹还是医院自主？——一个贫困乡镇医改中基药制度的运行困境》，《社会发展研究》2017 年第 2 期。

［52］李侃如、李继龙：《中国的政府管理体制及其对环境政策执行的影响》，《经济社会体制比较》2011 年第 2 期。

［53］李林昆：《对主体性问题的几点认识》，《哲学研究》1991 年第 3 期。

［54］李玲，江宇：《中国公立医院改革——问题、对策和出路》，北京：社会科学文献出版社 2012 年版。

［55］李玲等：《公立医院的公益性及其保障措施》，《中国卫生政策究》2010 第 5 期。

［56］李玲：《什么样的改革能让医院不再逐利》，《人民论坛》2017 年第 26 期。

［57］李声宇、祁凡骅：《督查何以发生：一个组织学的分析框架》，《北京行政学院学报》2018 年第 4 期。

［58］李友梅：《基层社区组织的实际生活方式——对上海康健社区实

地调查的初步认识》，《社会学研究》2022 年第 4 期。

[59] 刘金伟：《城乡卫生资源配置的"倒三角"模式及其成因》，《调研世界》2006 年第 3 期。

[60] 刘国恩、蔡春光、李林：《中国老人医疗保障与医疗服务需求的实证分析》，《经济研究》2011 年第 3 期。

[61] 刘思达：《职业自主性与国家干预——西方职业社会学研究述评》，《社会学研究》2006 年第 1 期。

[62] 刘科：《正义理论的两难：对阿玛蒂亚·森的批评与理解》，《哲学分析》2020 年第 4 期。

[63] [德]马克思、恩格斯：《马克思恩格斯全集》（第 2 卷），《英国工人阶级状况》，人民出版社 1957 年版。

[64] [德]马克思、恩格斯：《马克思恩格斯全集》（第 3 卷），人民出版社 1995 年版。

[65] [德]马克思、恩格斯：《马克思恩格斯选集》（第 1 卷），人民出版社 1995 年版。

[66] [德]马克思·韦伯：《韦伯作品集——支配社会学》，简惠美译，西宁：广西师范大学出版社 2004 年版。

[67] [加]迈克尔·豪利特、M. 拉米什：《公共政策研究——政策循环与政策子系统》，庞诗等译，生活·读书·新知三联书店 2006 年版。

[68] [英]迈克尔·希尔：《现代国家的政策过程》，赵成根译，中国青年出版社 2004 年版。

[69] 孟科学、雷鹏飞：《企业生态创新的组织场域、组织退耦与环境政策启示》，《经济学家》2017 年第 2 期。

[70] 宁国良：《论公共政策执行偏差及其矫正》，《湖南大学学报（社会科学版）》2000 年第 3 期。

[71] [美]诺思，道格拉斯：《制度、制度变迁与经济绩效》，上海三联书店 1994 年版。

[72] [美]诺思，道格拉斯：《新制度经济学及其发展》，路平、何玮译，2002 年《经济社会体制比较》第 5 期。

[73] 农圣、李卫平、农乐根：《基于平等市场主体地位的社会资本办

医条件分析》，《中国卫生经济》2014 年第 12 期。

[74] 潘绥铭、黄盈盈：《"主体建构"：性社会学研究视角的革命及本土发展空间》，《社会学研究》2007 年第 3 期。

[75] 彭宅文、岳经纶：《新医改、医疗费用风险保护与居民获得感：政策设计与机制竞争》，《广东社会科学》2018 年第 4 期。

[76] 瞿同祖：《清代地方政府》，天津出版社出版 2011 年版。

[77] 荣敬本等，《从压力型体制向民主合作体制的转变——县乡两级政治体制改革》，中央编译出版社 1998 年版。

[78] 邵雅丽：《农村基层政治生活中的农民自主性》，中国社会出版社 2012 年版。

[79] [美]斯科特·W·理查斯：《制度与组织——思想观念与物质利益》，姚伟、王黎芳译，中国人民大学出版社 2010 年版。

[80] 施芸卿：《一把尺子如何"量到底"：基层治理中的制度硬化以一个城市更新试点项目为例》，《社会》2019 第 2 期。

[81] 石绍成、吴春梅：《适应性治理：政策落地如何因地制宜？——以武陵大卡村的危房改造项目为例》，《中国农村观察》2020 年第 1 期。

[82] 宋森：《关于我国卫生事业性质问题研讨的综述》，《中国卫生经济》，1991 年第 6 期。

[83] [美]苏珊·桑塔格，《疾病的隐喻》，程巍译，上海译文出版社 2003 年版。

[84] 孙广亚、张征宇、孙亚平：《中国医疗卫生体制改革的政策效应——基于综合医改试点的考察》，《财经研究》2021 年第 9 期。

[85] 王汉生、王一鸽：《目标管理责任制：农村基层政权的实践逻辑》，《社会学研究》，2009 年第 2 期。

[86] 王绍光、何焕荣、乐园：《政策导向、汲取能力与卫生公平》，《中国社会科学》2005 年第 6 期。

[87] 王涛、陈金亮：《双元制度逻辑的共生演化与动态平衡——基于国有企业组织场域的解释》，《当代经济科学》2018 年第 4 期。

[88] 王韬、秦逸、刘威：《公立医院的双边市场属性分析》，《中国医院管理》2012 第 12 期。

［89］王先明：《变动时代的乡绅——乡绅与乡村社会结构变迁（1901—1945）》，人民出版社 2009 年版。

［90］王玉樑：《论主体性的基本内涵与特点》，《天府新论》1995 年第 6 期。

［91］吴敬琏：《路径依赖与中国改革——对诺思教授演讲的评论》，《改革》1995 年第 3 期。

［92］危凤卿等：《积极政策信号下社会办医之路的再探寻》，《中国卫生经济》，2014 年第 5 期。

［93］峗怡：《贫困县卫生规划增量博弈下的政策变通与政策执行》，《中国卫生政策研究》2017 第 11 期。

［94］［法］亚当，菲力普、克洛迪娜·赫尔兹里奇，《疾病与医学社会学》，王吉会译，天津人民出版社 2005 年版。

［95］魏来，胡莉：《基层社会治理：实践特征、发展困境与化解之策——首届县域治理高层论坛综述》，《社会主义研究》2016 年第 1 期。

［96］吴少微、杨忠：《中国情境下的政策执行问题研究》，《管理世界》2017 年第 2 期。

［97］吴素雄、潘雪雪、杨华：《公立医院的财政补偿悖论与化解：政府合法性与压力型体制视角》，《浙江社会科学》2021 年第 12 期。

［98］吴特、史曲平：《组织场域、制度约束与银行业战略选择——立足于组织社会学的分析》，《经济经纬》2011 年第 2 期。

［99］吴文强、郭施宏：《价值共识、现状偏好与政策变迁——以中国卫生政策为例》，《公共管理学报》2018 年第 1 期。

［100］夏迎秋、景鑫亮、段沁江：《我国城乡居民基本医疗保险制度衔接的现状、问题与建议》，《中国卫生政策研究》2010 年第 1 期。

［101］夏甄陶：《在对象性活动中的主体性（上）》，《人文杂志》1995 年第 4 期。

［102］夏甄陶：《论认识的主体性的客体性基础》，《哲学研究》1991 第 5 期。

［103］谢正富：《基层治理行动逻辑研究》，华中科技大学出版社 2014 年版。

［104］［美］西蒙，赫伯特：《管理行为》，杨栎、徐立译，北京经济学院出版社 1998 年版。

［105］徐湘林：《转型危机与国家治理：中国的经验》，《经济社会体制比较》2010 年第 5 期。

［106］徐小群：《民国时期的国家与社会：自由职业团体在上海的兴起：1912—1937》，新星出版社 2007 年版。

［107］徐烨云、郁建兴：《医保支付改革与强基层战略的实施：浙江省县域医共体的经验》，《中国行政管理》2020 年第 4 期。

［108］徐勇：《"接点政治"：农村群体性事件的县域分析——一个分析框架及以若干个案为例》，《华中师范大学学报（人文社会科学版）》2009 年第 6 期。

［109］习近平：《在全国卫生与健康大会上的讲话》，《人民日报·海外版》，2016 年 8 月 22 日。

［110］［英］亚历山大·S.普力克、阿普里尔·哈丁编：《卫生服务提供体系创新：公立医院法人化》，中国人民大学出版社 2011 年版。

［111］鄢洪涛：《农村医疗卫生制度的历史变迁与绩效分析》，《湘潭大学学报（哲学社会科学版）》，2013 年第 6 期。

［112］杨宏山：《政策执行的路径—激励分析框架：以住房保障政策为例》，《政治学研究》2014 年第 1 期。

［113］杨华：《县域治理中的党政体制：结构与功能》，《政治学研究》2018 年第 5 期。

［114］杨念群：《再造"病人"——中西医冲突下的空间政治（1832—1985）》，中国人民大学出版社 2013 年版。

［115］杨雪冬、托马斯·海贝勒、舒耕德：《地方政治的能动者：一个比较地方治理的分析路径》，《东南学术》2013 第 4 期。

［116］杨雪冬：《压力型体制：一个概念的简明史》，《社会科学》2012 年第 11 期。

［117］于建嵘：《破解"政绩共同体"的行为逻辑》，《廉政文化研究》2011 年第 1 期。

［118］姚泽麟，《在道德与利益之间：当代中国城市医生职业自主性

的社会学研究》，中国社会科学出版社 2018 年版。

[119] 姚泽麟：《国家控制与医生临床自主性的滥用对公立医院医生执业行为的分析》，《社会》2017 年第 2 期。

[120] 姚泽麟：《何以破解初级医疗服务的"倒金字塔"困境——以医生职业为中心的考察》，《探索与争鸣》2017 年第 8 期。

[121] 姚泽麟：《近代以来中国医生职业与国家关系的演变——一种职业社会学的解释》，《社会学研究》，2015 年第 3 期。

[122] 尹红燕、谢瑞瑾、马玉龙：《安徽省医共体模式的探索和实践》，《中国卫生政策研》2017 年第 7 期。

[123] 余成龙、陈尧：《把时间带回治理：基层政府行为中的效率——基于赣西 W 镇政府"海绵城市"项目建设的追踪观察》，《公共管理学报》2022 年第 1 期。

[124] 郁建兴、涂怡欣、吴超：《探索整合型医疗卫生服务体系的中国方案——基于安徽、山西与浙江县域医共体的调查》，《治理研究》2020 年第 1 期。

[125] 原超：《理解"议事协调小组"：中国特色政策执行的实践工具》，《领导科学论坛》2019 年第 15 期。

[126] 岳经纶、王春晓：《三明医改经验何以得到全国性推广?基于政策创新扩散的研究》，《广东社会科学》2017 年第 5 期。

[127] [美]詹姆斯·E·安德森：《公共政策制定》，谢明等译，中国人民大学出版社 2009 年版。

[128] 庄垂生：《政策变通的理论：概念、问题与分析框架》，《理论探讨》2000 年第 6 期。

[129] 制度与结构变迁研究课题组：《作为制度运作和制度变迁方式的变通》，《中国社会科学季刊》（香港）1997 年冬季卷（总 21 期）。

[130] 张潘、陶红兵、孙杨：《我国公立医院医生薪酬制度改革的逻辑分析——以福建省三明市为例》，《中国卫生政策研究》2017 年第 6 期。

[131] 张珣：《疾病与文化——台湾民间医疗人类学研究论集》，台湾稻香出版社 1989 年版。

[132] 张艳、张建琦：《会网络和高管团队构建对企业家机会识别能

力的影响——基于民营企业的实证分析》,《科技管理研究》2016 年第 15 期。

［133］张有春:《医学人类学》,中国人民大学出版社 2011 年版。

［134］张自宽、朱子会:《论卫生与经济发展的关系——对跨世纪卫生发展战略的探讨》,《中国卫生经济》1996 年第 12 期。

［135］赵云:《政府对公立医院行政管制的主要形式及制度缺陷》,《中国卫生事业管理》2018 年第 8 期。

［136］郑秉文等:《社会保障体制改革攻坚》,中国水利水电出版社,2005 年版。

［137］郑大喜:《新医改背景下构建公立医院与基层医疗机构分工协作机制探讨》,《医学与社会》2011 年第 8 期。

［138］周黎安:《行政发包制》,《社会》2014 年第 6 期。

［139］周平:《县级政府能力研究》,《云南行政学院学报》2007 年第 2 期。

［140］周雪光、赵伟:《英文文献中的中国组织现象研究》,《社会学研究》2009 年第 6 期。

［141］周雪光:《国家建设与政府行为》,中国社会科学出版社 2012 年版。

［142］朱光明:《事业单位"去行政化"改革三役》,《前线》2014 年第 8 期。

［143］朱恒鹏、林绮晴:《改革人事薪酬制度　建立有效分级诊疗体系》,《中国财政》2015 年第 8 期。

［144］朱恒鹏、昝馨、向辉:《财政补偿体制演变与公立医院去行政化改革》,《经济学动态》2014 第 12 期。

［145］朱恒鹏:《事业单位改革出路在于去行政化》,《中国财经报》2017 年第 7 期。

［146］朱恒鹏:《供方市场化改革是医改突破口》,《中国医疗保险》2016 年第 12 期。

［147］朱恒鹏:《管制的内生性及其后果:以医药价格管制为例》,《世界经济》2011 第 7 期。

［148］Alvarez S. A., Barney J. B., Anderson P. 2013. Forming and exploiting opportunities: The implications of discovery and creation processes for entrepreneurial and organizational research. *Organization Science*.

[149] Ansari, S. S., F. Wijen, & B. Gray. 2013. Constructing a Climate Change Logic: An Institutional Perspective on the "Tragedy of the Commons". *Organization Science*.

[150] Barnes, B. 2001. Practice as a Collective Action, In Schatzki, T. R., K. K. Cetina and E. V. Savigny (eds). *The Practice Turn in Contemporary Theory*. London: Routledge, 2001.

[151] Barnett W. & Carroll G. 1993. How institutional constraints affected the organization of early US telephony. The *Journal of Law, Economics and Organization*.

[152] Baron R. A., Ensley M. D. 2006. Opportunity Recognition as the Detection of Meaningful Patterns: Evidence from Comparisons of Novice and Experienced Entrepreneurs. *Management Science*.

[153] Battilana, J., Leca, B. and Boxenbaum, E. 2009, How Actors Change Institutions: Towards a Theory of Institutional Entrepreneurship. *The Academy of Management Annals*.

[154] Bourdieu P., Wacquant L. J. D. 1992. *An invitation to Reflexive Sociology*. Chicago: University of Chicago Press.

[155] Boutinot A., Mangematian V. 2013. Surfing on Institutions: When Temporary Actors in Organizational Fields Respond to Institutional Pressures. *European Mangagement Journal*.

[156] Brint, S., Karabel, J. 1991. Institutional origins and transformations: The case of American community college. In Powell, W. W. and P. J. DiMaggio (eds). *The new institutionalism in organizational analysis*. Chicago: University of Chicago Press.

[157] Carr Saunders, Alexander M. & P. A. Wilson. 1933. *The Professions*. Oxford: Oxford University Press.

[158] DiMaggio, Paul & Walter Powell. 1983. The Iron Cage Revisited: Institutional Isomorphism and Collective Rationality. *American Sociological*

Review.

［159］Dacin, M. T., K. Munir, and P. Tracey. 2010.Formal Dining at Cambridge Colleges: Linking Ritual Performance and Institutional Maintenance. *Academy of Management Journal*.

［160］Dorado S. 2005.Institutional entrepreneurship, partaking, and covening, *Organization Studies*.

［161］Emirbayer M. Mische A. 1998.What is agency? *American Journal of Sociology*.

［162］Field, Mark G. 1991. he Hybrid Profession: Soviet Medicine.In Anthony Jones ed).Professions and the State: Expertise and Autonomy in the Soviet Union and Eastern Europe. Philadelphia: Temple University Press.

［163］Fleming, P. and Spicer, A. 2003.Working at a cynical distance: implications for power, subjectivity and resistance. *Organization*.

［164］Fligstein, N. 2001. Social Skill and the Theory of Fields. *Sociological Theory*.

［165］Freidson, Eliot. 1970. *Profession of Medicine: A Study of the Sociology of Applied Knowledge*. New York: Dodd Mead.

［166］French, J. Raven, B. H. 1959 The Bases of Social Power. *Studies in Social Power*. Ann Arbor: In D. Cartwright (ed). Insitute for Social Resedroh.

［167］Garud R., Hardy C., Maguire S. 2007. Inatitutional Entrepreneurship as Emberdded Agency: An Introduction to the Special Issue. *Organization Studies*.

［168］Garud, R., Rappa, M. 1994. A Socio-cognitive Model of Technology Evolution: The Case of Cochlear Implants. *Organization Science*.

［169］Geertz. 1973. *The Interpretation of Cultures*. New York: Basic Books.

［170］Hampel, C. E., T. B. Lawrence, and P. Tracey. 2018. Institutional work: Taking stock and making it matter. In R. Greenwood. C. Oliver, T. lawrence, R. Meyer (eds). T*he Sage Handbook of Organizational Institutionalism*.

［171］Halliday T. C. 1987. *Beyond monopoly: Lawyers, state crises, and professional empowerment*. Chicago University of Chicago Press.

［172］He, A. J. 2018. Local Policy Entrepreneurship in Authoritarian China: The Case of a "Model" Health Care Reform. *Institutional Entrepreneurship and Policy Change*.

［173］He, A. J., & Meng, Q. 2015. An interim interdisciplinary evaluation of China's national health care reform: emerging evidence and new perspectives. *Journal of Asian Public Policy*.

［174］Heffernan, G. M., 2003. Path Dependence, Behavioral Rules, and the Role of Entrepreneurship in Economic Change: The Case of the Automobile Industry. *The Review of Austrian Economics*.

［175］Heiner. R. A, 1983. The Origin of Predictable Behavior. *Amercan Econmic Review*.

［176］Hipgrave, D., Guo, S., Mu, Y., Guo, Y., Scherpbitr, R., Brixi, H. 2012. Chinese-Style Decentralization and Health System Reform. *PLoS Medicine*.

［177］Hoffman, A. J. 1999. Institutional evolution and change: Environmentalism and the U.S. chemical industry. *Academy of Management Journal*.

［178］Holfman. 1997. Professional Autonomy Reconsidered: The Case of Czech Medicine under State Socialism.

［179］Huang, Y. 2015. *Governing Health in Contemporary China*. Terence New York: Routledge. Los Angeles: Sage.

［180］Jepperson. R. L. 1991. Institutions, Institutional Effects and Institutionalism. In W. W. Powell and P. J. DiMaggio (eds). *The New Institutionalism in Organizational Analysi*s. Chicago: University of Chicago Press.

［181］Johnson Terence. 1972. *Professions and Power*. London: MacMillan.

［182］Johnson. 1995. Governmentality and the Institutionalization of Expertise. In T. Johnson (ed). *Health Professions and the State in Europe*.

London: Routledge.

［183］Larkinin & Mike Saks. 1996. *Health Professions and the State in Europe*. London: Routledge.

［184］Lewis, Eugene. 1980. *Public Entrepreneurship: Toward a Theory of Bureaucratic Political Power*. Bloomington: Indiana University Press.

［185］Li J. J., Poppo L., Zhou K. Z. 2010. Do Managerial Ties in China Always Produce Value? Competition, Uncertainty, and Domestic vs. Foreign Firms. *Strategic Management Journal*.

［186］Majone, C. & Wildavsky, A. 1995. Implementation as Evolution: Exercising the Ghosts in the Implementation Machine. *Policy Studies Review*.

［187］Maguire, S., and C. Hardy. 2009. Discourse and Deinstitutionalization: The Decline of DDT. *Academy of Management Journal*.

［188］Maguire, S., C. Hardy, and T. B. Lawrence. 2004, Institutional Entrepreneurship in Emerging Fields: HIV/AIDS Treatment Advocacy in Canada. *Academy of Management Journal*.

［189］Meyer, John W., Brian Rowen. 1977. Institutionalized Organizations: Formal Structure as Myth and Ceremony. *American Journal of Sociology*.

［190］Mitnick, B. M. & Backoff, R. W. 1984. *The Incentive Relation in Implementation*. In Edwards III, C. C. (ed). *Public Policy and Implementation*. London: JAI Press Inc.

［191］Montanye, J. A. 2006. Entrepreneurship. *The Independent Review*.

［192］Mumby, D. K. 1997. The problem of hegemony: rereading Gramsci for organizational communication studies. *Western Journal of Communication*.

［193］O'Brien K. J., Li L. 2017. Selective Policy Implementation in Rural China. *Critical Readings on the Chinese Communist Party* Leiden: Brill.

［194］Oliver, Christine. 1991. Strategic responses to institutional processes. *Academy of Management Review*.

［195］Pratt, M. G. 2012. Rethinking Identity Construction Processes in

Organizations: Three Questions to Consider. In Majken Schultz, Steve Maguire, Ann Langley, Haridimos Tsoukas (eds). *Constructing Identity in and around Organizations*. Oxford: Oxford University Press.

［196］Pressman, J. L., A. Wildavski. 1973. *Implementation: How Great Expectation in Washington Are Dashed in Oakland*. Berkeley: University of California Press.

［197］S. Heilmann and E. J. Perry. 2012. *Mao's Invisible Hand: The Political Foundations of Adaptive Governance in China*. Cambridge: Harvrd University Press.

［198］Ratigan, K. 2015. Too little, but not too late? Health reform in rural China and the limits of experimentalism. *Journal of Asian Public Policy*.

［199］Schmitt M. 2017. Do Hospital Mergers Reduce Costs? *Journal of Health Economics*.

［200］Scott W. R. 1991. Unpacking institutional arguments. In W. Powell & P. DiMaggio (Eds). *The New Institutionalism in Organizational Analysis*. Chicago: University of Chicago Press.

［201］Scott W. R. 1995. *Institutions and organizations*. Thousand Oaks, CA: Stage.

［202］Silverman, David. 1971. *The Theory of Organisations: A Sociological Framework*. New York: Basic Books.

［203］Steven J. Balla, Zhou Liao. 2013. Online Consultation and Citizen Feedback in Chinese Policymaking. *Journal of Current Chinese Affairs*.

［204］Steven J. Balla. 2017. Is Consultation the "New Normal?": Online Policymaking and Governance Reform in China. *Journal of Chinese Political Science*.

［205］Swidler, Ann. 1986. Culture in action: Symbols and strategies. *American Sociological Review*.

［206］Tang, S., Brixi, H., & Bekedam, H. 2014, Advancing universal coverage of healthcare in China: translating political will into policy and practice. *The International Journal of Health Planning and Management*.

〔207〕Trethewey, A. 1999. Disciplined bodies: Women's embodied identities at work. *Organization Studies*.

〔208〕Wang, S. 2011. *Mao's invisible hand: the political foundations of adaptive governance in China*. Cambridge, MA: Harvard University Press.

〔209〕Warren, John T. 2012. *Western Journal of Communication*. The social drama of a rice burner: a (re) constitution of whiteness.

〔210〕Weik, E. 2011. Institutional Entrepreneurship and Agency. *Journal for the Theory of Social Behavior*.

〔211〕Yanow, D. 1987. Toward a Policy Culture Approach to Implementation. Review of Poling Research.

〔212〕Yip, W. & Hsiao, W. C. 2015. What Drove the Cycles of Chinese Health System Reforms? *Health Systems & Reform*.

〔213〕Yu, M., He, S., Wu, D., Zhu, H. & Webster, C. 2019. Examining the Multi. Scalar Unevenness of High-Quality Healthcare Resources Distribution in China. *International Journal of Environmental Research and Public Health*.

附录

附录1 调研单位及访谈对象一览表

	身份与职责	姓名	身份与职责	姓名
市政府	市委常委	LZ	市卫健局主任	DJ
	市医保局局长	YB	市卫健局副主任（负责与东县对接）	HC
	市卫健局职员	XG	市人民医院院长	DG
县政府部门	分管全县医疗卫生的金县长	WW	卫健局负责医共体执行的医改办主任	ZZ
	负责医共体政策起草与宣传的卫健局副局长	ZM	负责医共体执行与督查的卫健局医改办工作人员	WJ
	负责医共体执行中的调度、安排与督查的卫健局林局长	JY	卫健局公卫科工作人员	YK
	卫健局健康扶贫办主任	LJ	卫健局慢病管理对接人员	MN
医共体成员单位	总院A（县中心医院） 负责医共体A建设的副院长	G	总院B（县中医医院） 负责医共体B建设的副院长	HY
	医共体A医共体建设办公室骨干	ZL	负责医疗业务的副院长	GY
	总院A医共体建设办公室主任	NR	总院B医共体建设办公室主任	ZZR
	医师	XL	主任医师	DF
	医师	LD	党办工作人员	XD

续表

	身份与职责	姓名		身份与职责	姓名
医共体成员单位	总院A的分院（卫生院）	Y分院院长	JY	总院B的分院（卫生院）	甲代镇分院院长	XY
		Y分院副院长	SY		D分院负责健康扶贫副院长	TY
		Y分院麻醉师	MZ		D分院负责公共卫生的副院长	GY
		Y分院临床医师	ZG		D分院离职的临聘护士	LP
		Y分院放射科医师	XG		BS分院医师	DFF
		YZ分院院长	LC		D分院口腔医师	LL
		YZ分院院长夫人兼护士	LCF		M分院公卫医师	JS
		T分院医师	LY		Z分院医师	FR
	村卫生室	Y镇南街村村医	ZM		D镇李家村村医	DS
		Y镇核桃村村医	DX		D镇白元村村医	BY
		Y镇甘长村村医	FQ		D镇石店村村医	WC
农村社会	村干部	BYC村长	YH		SJB村支书	SS
		DSS村长	EG		MBH村支书	SH
	土中医	吴大夫（正骨师）	WZ		李大夫（擅长皮肤病）	LP
		陈大夫（常见病）	CC		马大夫（针灸师）	MZ
		小陈大夫（草药师）	CY		赵大夫（常见病）	ZC
	看病大仙及相关者	二郎庙看病大仙候选者	ZG		观音庙看病大仙协助者	LY
		玉皇大帝庙庙会会长女儿	YJ		变幻二郎庙庙会志愿者	WM
		看病大仙	XC		变幻二郎庙三主任（负责上香、开门等）	LW
		二郎庙看病大仙协助者	HG			
	村民	30岁以下				
		从事建筑行业的返工者	WY		二年级大学生	CZH
		从事物流行业的返工者	XP		从事建筑行业的返工者	XZ
		超市服务员	FK		酒店前台	HT
		洗发小妹	FL		卖水果的大哥	SG
		31-60岁				
		酒店清洁工	BJ		照顾三个孩子的张姐	ZJ
		家有大病女儿的陈姐	CYL		骨折的李哥	LG
		患有糖尿病的小叶	XY		患有妇科病的李姐	LM
		手臂受伤的小李	XJ		家有大病媳妇的老张	MK
		患胃病的小丽	XL		家有精神病的张哥	MH

		身份与职责	姓名	身份与职责	姓名
农村社会	村民	其表姐患有不孕症的玉姐	XY		
		60 岁以上			
		高血压的庞大爷	PD	颈椎病的陈阿姨	CJ
		高血压、高血糖的李大爷	LL	胳膊里有钢钉的李阿姨	BX
		患有糖尿病的代叔叔	PS	其孙女患有皮肤病的王爷爷	MZ
		房东爷爷	LL	房东爷爷的邻居阿姨	PJ
		被毒蜘蛛蛰脸的陈奶奶	CN	做心脏搭桥手术的彭大爷	PD
		做针灸的白阿姨	BY	捡银杏叶的罗叔叔	LY
共计		98 人			

附录 2 参访机构一览表

农村医疗机构	具体名称
县级医院（3 家）	东县中心医院、东县中医医院、东县妇幼保健院
乡镇卫生院（9 家）	灵阳泰镇、舒家坝镇、中寨子镇、二郎镇、雁子岭、元含、关平阳、甲代、毛坝河
村卫生室（30 家）	苍社沟村、擂鼓台村、核桃坝、滴水寺、张家河、山坪村、曹家坝、关平阳村、酒房坝、吴家村、XX 村、赖马沟、沈家坝、莲花村、罗家坝、二里坝村、赵家营、元坝子村、山坪子村、两河口、张家坝、大桥村、白猿沟、高家河、堰坎村、何家营、徐家坝、麻柳湾、大桥村、街民村

附录 3　座谈会一览表

序号	时间	参与单位或人员	访谈主题	备注
1	2019 年 9 月 23 日	省卫健委各处室	省医疗卫生改革状况	线下
2	2019 年 9 月 23 日	省医保局、发改委、药品监督局	省医疗卫生改革状况	线下
3	2019 年 9 月 25 日	分管副县长，卫健局、医保局、财政局、监察委、发改局的局长	东县医共体的改革和发展状况	线下
4	2019 年 9 月 26 日	两个市三甲医院，两个不同县级医院	医疗系统内部医改工作座谈会	线下
5	2019 年 9 月 27 日	市领导干部、市卫健委、发改委、医保局、财政局和卫生综合监督执法支队的主要领导	市医改评估座谈会	线下
6	2020 年 6 月 3 日	东县分管副县长，卫健局局长、副局长及工作人员	东县中寨子卫生院发展座谈会	线下
7	2020 年 6 月 3 日	市卫健局以及各县域卫健局	市健康扶贫调度会	线上
8	2020 年 6 月 5 日	国家卫健委卫生发展研究中心主办的公开视频会，与县卫健局领导和员工参与线下讨论	"紧密型县域医共体建设推进会"	线上+线下
9	2020 年 6 月 6 日	两个市的卫健局领导及医院代表，东县卫健局领导与县级医院领导	东县医共体建设经验分享会	线下
10	2020 年 6 月 11 日	东县卫健局，县中医院、县妇幼保健院	东县公立医院暨医共体考核汇报	线下
11	2020 年 6 月 22 日	东县卫健局所有员工	东县卫健局脱贫攻坚与疫情防控工作部署会议	线下
12	2020 年 6 月 29 日	线上参与者：市卫健局领导、各想卫健局领导；县下参与者：东县卫健局副局长与健康扶贫办公室工作人员	市卫健局健康扶贫调度会	线上+线下
13	2020 年 6 月 29 日	线下参与者：东县卫健局副局长及部分工作人员	2020 年全国县域医共体建设推进启动会	线上+线下

附录4 文件资料汇总一览表

序号	文件名	发文单位	
1	《东县县志》（1992 年前）	东县县志编纂委员会	
2	《东县县志》（1993—2012 年）	东县县志编纂委员会	
3	《东县年鉴（2010—2011 年）》	东县县志编纂委员会	
4	《东县年鉴（2012—2013 年）》	东县县志编纂委员会	
5	《东县年鉴（2014）》	东县县志编纂委员会	
6	《东县年鉴（2015）》	东县县志编纂委员会	
7	《东县年鉴（2017 年）》	东县县志编纂委员会	
8	《东县年鉴（2018）》	东县县志编纂委员会	
9	《东县健康扶贫 70 年》	政协东县委员会	
10	《XX 省健康扶贫工作手册》	XX 省健康脱贫办公室	
	会议材料/发言材料		**时间**
11	《东县医共体建设暨医保支付方式改革工作汇报》	东县人民政府	2018 年 12 月
12	《在医共体建设工作会上的讲话》	东县卫计局	2018 年 12 月
13	《深化两项改革 实现四个突破 破解群众"看病难""看病贵"》	东县人民政府	2019 年 3 月 27 日
14	《巧建紧密型医共体 将九成患者留县域》	东县人民政府	2020 年
15	《东县紧密型县域医共体开展情况汇报》	东县人民政府	2020 年 4 月 29 日
16	《牵好支付方式改革"牛鼻子"驱动东县域医疗健康服务高效运行》	东县人民政府	2020 年 6 月 28 日
17	《东县深化医改新突破 助力健康扶贫新发展》	东县卫健局	2020 年 6 月 8 日
	总结报告类（文件名：总结性报告）		**时间**
18	关于《东县医疗共同体建设实施方案》落实情况的报告	东县卫健局	2020 年 4 月 30 日
19	《关于有关工作存在问题的报告》	东县卫健局	2019 年 8 月 21 日
20	《东县妇幼保健院关于报送二〇一九年工作总结的报告》	东县妇幼保健院	2020 年 1 月 16 日

续表

序号	文件名	发文单位	
21	《东县妇幼保健院关于报送二〇一七年上半年工作总结的报告》	东县妇幼保健院	2017 年 7 月 25 日
22	东县中心医院 2019 年医共体工作总结	东县中心医院	2020 年 1 月 15 日
23	东县中心医院关于报送《2019 年度工作总结及 2020 年工作要点》的报告	东县中心医院	2019 年 12 月 31 日
24	东县中医医院公立医院暨医共体建设工作考核"优秀"等次管理绩效分配方案	东县中医医院	2019 年 12 月 20 日
25	东县中医医院医共体建设 2019 年工作总结及 2020 年工作计划	东县中医医院	2019 年 12 月 30 日
26	东县中医医院中寨子分院关于上报 2019 年度医疗共同体建设工作总结及 2020 年工作计划的报告	东县中医医院中寨子分院	2019 年 12 月 31 日
27	2020 年上半年东县医共体建设工作总结	东县卫生健康局	2020 年 7 月 8 日
28	东县 2016 年县级公立医院综合改革情况汇报	东县人民政府	2017 年 4 月 6 日
29	东县卫生和计划生育局关于报送落实医改中医药政策工作总结的报告	东县卫生和计划生育局	2017 年 5 月 31 日
30	东县医用耗材专项整治活动工作总结	东县卫生健康局	2017 年年底
31	三坝镇中心卫生院关于呈报受援工作总结的报告	三坝镇中心卫生院	2017 年 1 月 12 日
32	甲代镇中心卫生院关于医疗共同体建设和发展实施方案	甲代镇中心卫生院	2017 年 4 月 28 日
33	东县泰阳镇卫生院关于报送二〇一六年工作总结	灵阳泰镇卫生院	2017 年 3 月 31 日
	医共体机制相关的政策文件类	**发文单位**	**时间**
34	《东县卫生健康局关于进一步加强医疗共同体建设工作的通知》	东县卫健局	2020 年 3 月 11 日
35	《2020 年县域医疗健康共同体改革重点工作任务》	东县人民政府	2020 年
36	《关于印发东县进一步深化县域综合医改实施方案的通知》	东县人民政府	2019 年 12 月 26 日

序号	文件名	发文单位	
37	《关于进一步做好医疗共同体建设工作的通知》	东县卫生和计划生育局	2019 年 2 月 13 日
38	《东县大安镇中心卫生院关于调整我院医共体片区的请示》	大安镇中心卫生院	2020 年 7 月 9 日
39	《关于开展医改重点工作督导检查的通知》	东县卫健局	2019 年 12 月 5 日
40	《关于对政协委员意见建议的复函（关于做实做细家庭医生签约服务工作的意见建议)》	东县卫健局	2019 年 6 月 28 日
41	《关于成立健康扶贫工作督导组的通知》	中共东县卫健局党组	2019 年 6 月 3 日
42	《XX 市城市医疗联合体建设试点工作实施方案》	市卫生健康委员会	2019 年 11 月 25 日

后 记

博士二年级期间，我有幸跟随导师参与了国家医改治理评估的相关课题，先后在全国四个省展开实地调研。2019 年 9 月，我们来到我国西部山区某县，该县虽然为国家级医疗改革典型示范县，但当时也是国家级贫困县，县财政收入水平并不高。一个欠发达县域在医改上究竟发挥着怎样的典范作用？带着这样的疑问，我开始了调研工作。经过对该县医改情况的初步了解，我发现从县城到下辖的村庄，不同场域内差别化的医疗改革落实和医疗实践状况值得进一步挖掘，也引起了我的浓厚兴趣。经过和导师的商讨，我将自己的博士论文方向确定为研究县域医共体政策的执行机制研究，这里也就成为我博士论文的最佳田野点，也成为本书的起点。

2020 年 6 月，在全国疫情得到有效控制后我第二次来到该县，以当地卫健局实习者的身份正式开始我的博士论文调研，这个身份为我观察地方政府医疗政策执行状况提供了有利的帮助。在调研期间，我参与了县卫健局对各级医疗机构的检查、评估与地方医改总结工作，同时能够在山区交通不便的情况下依然每周有三四天时间可以跟随卫健局工作人员的车到各个乡镇卫生院和村卫生室进行实地考察。两个月的实习期结束后，我又转身至农村社会场域，想看看这项改革政策究竟在农民中产生了怎样的效应。7 月底，我开始了我的驻村调研。

独自一人的山村调研确实十分艰辛，但也让我深刻领悟了做研究的意义。我住在友人介绍的老中医家，由于山区地形复杂，村民居住过于分散，每天从房东爷爷家出发去村民家里进行访谈，一天饿着肚子不停歇地走访，也只能访谈三四户人家。后来认识了村里的大学生小陈，他知道我一个人徒步调研时，便讲道："你怎么自己一个人在山里走呢，我们这里有野猪、有蛇，多不安全呀。"之后，在小陈的帮助下，我也顺利地完成了对村民的访谈，对农村社会的医疗状况有了更深入的了解。调研中最难以适应的还是当地的生活习惯，当地村庄中很多农户依旧维持着一日两餐的饮食习惯，我居住的爷爷家便是如此，上午十点的"早午饭"，一直到下午四五点的"晚饭"，习惯一日三餐的我常常饿肚子。这对于一个经常减肥的女生来说，并不是难以接受的，最难适应的是饮用水问题。因七八月份正值梅雨季节，山区水源遭到泥土污染下日常用水变得浑浊不堪，而房东奶奶仍然每天用这样的水做饭。我问奶奶："这个水还可以用吗？里面都有土和叶子呢"。奶奶说："烧开就好了，烧开杂质会沉淀，水就会变清。"随后我又请教了村里的一些年轻人，甚至有小伙伴告诉我，如果喝了这个水肚子痛，可以和房东奶奶要"打虫药"。在这之前，从未设想过依旧有农村维持着这样的生活状态，尽管当地政府早就实现了农村饮水安全工程，但依旧有些村民将这些作为摆设，选择自己认为更健康、更安全的水源。多年的城市生活体验和求学经历，让我一度以为所有的农村社会早已发生了翻天覆地的变化，有了新样貌和新发展。但是，在这里的一切让我对此有了重新认识，我看见的、我以为的，都不是所有的。中国农村建设不仅需要政府的支持和投入，也需要村民意识的觉醒。

我的经历和感受是不足轻重的，我想揭示的是在当下乡村振兴或共同富裕的时代中，农村和农民的健康问题应该被置于至关重要的位置。我们或许看到了无数在现代社会中转型的新农村和乡村振兴的典型样板，我们在感叹这种祖国伟大的、快速的发展时，我们也不应该忘记走在改革末端的那些人，他们的健康需要更多的支持和保障。

本书能够编辑出版并与读者见面，需要感谢很多人的支持和鼓励。首先，感谢东县政府的领导和工作人员，以及各层级医疗机构的院长与医务人员对调研工作的支持。其次，感谢我的导师王春光老师对本书的指导。再次，感谢学院领导的大力支持和学院资助。最后，感谢南开大学出版社的大力支持。

上述所有团体和个人对本书编写和出版给予了大力支持，在此一并表示衷心的感谢。

焦思琪

2023 年 10 月 23 日